Monthly Book

Medical Rehabilitation

編集

JN115752

　患者の希望は，できることなら元通りに回復したいというのが当然である．障害受容というのは決して簡単なことではない．それでは，社会復帰とは何だろう．そのためにリハビリテーションには何ができるのだろう．我々医療者はその支援を行う側であるが，時に制度に当てはめてその支援内容やゴールを決めてはいないだろうか．

　医療リハビリテーション領域では，多くの機能評価法が開発され，予後予測の精度も増している．治療内容も進化して以前よりも予後は改善し，さらにはロボットや再生医療も実践され始めた．しかし，医療は個体差の大きなヒトを対象とする以上，必ず不確実性が伴い，目まぐるしく変化する医療制度の中で翻弄されることも多い．特に脳卒中治療においては，急性期・回復期・生活期と機能分化したために，治療の専門性は高まったものの，多くの機関がかかわるがゆえに支援の継続性は希薄になった感がある．

　脳卒中後に職場復帰した患者さんが，その機能障害を含むすべての障壁への対処を「抱えた厄介とつき合う」と表現している．この「厄介」とは医学とかエビデンスとかでは表現しきれない，生きていくうえでの困りごとを包括的に捉えている．今更ながら支援するためには支援される側の思いを理解することが大前提であることに気づかされる．

　本号の編集企画は，2020年10月に発表された「循環器病対策推進基本計画」に盛り込まれた「脳卒中患者の社会復帰支援」に関して理解を深めるための特集とした．脳卒中患者の社会復帰支援の全体像とリハビリテーション領域における治療の進歩を知るとともに，支援される側からみて何が困りごとなのかを再確認し，中でも生活上の支障をきたす高次脳機能障害や失語症の支援の現状と課題を知ること．そして，これらを支援するための社会資源や職業リハビリテーション分野にも数多くの可能性があるのだが，そこに辿り着くための多くの課題もあること．さらに具体的な支援内容として自動車運転再開や治療と仕事の両立支援の実態についてまとめていただいた．

　最近各地で起こっている自然災害に加え，昨年来のコロナ禍によって我々は誰しも様々な「厄介」を体験したはずである．支援する側もされる側もその支援体制の中の大きなピースの一つであり，互いに理解しつながることではじめて地域共生社会が実現することも知ったはずである．素晴らしい制度ができてもそれをうまく運用できなければ効果は出現しないのである．

　改めてWHOによるリハビリテーションの定義の一節を振り返る．「リハビリテーションは障害者が環境に適応するための訓練を行うばかりでなく，障害者の社会的統合を促すために全体としての環境や社会に手を加えることも目的とする．そして，障害者自身・家族，彼らが住んでいる地域社会が，リハビリテーションに関係するサービスの計画や実行にかかわり合わなければならない．」

2021年3月
豊田章宏

Key Words Index

Writers File

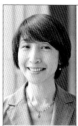

秋山美紀
（あきやま みき）

1991年	慶應義塾大学法学部政治学科卒業
2001年	ロンドン大学政治大学院修士課程修了
2002〜05年	慶應義塾大学大学院博士課程
2007年	慶應義塾大学総合政策学部，講師
2010年	同，准教授／医学部兼担 准教授
2012年	慶應義塾大学環境情報学部，教授／医学部兼担 教授
2016〜17年	カリフォルニア大学バークレー校留学

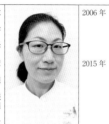

佐藤さとみ
（さとう さとみ）

2006年	帝京平成大学健康メディカル学部作業療法学科卒業 東京労災病院リハビリテーション科（現：中央リハビリテーション部）
2015年	同病院治療就労両立支援センター

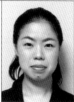

藤井由記代
（ふじい ゆきよ）

1996年	大阪府立大学社会福祉学部卒業 医療法人大道会大道病院（現：社会医療法人大道会森之宮病院）
2006年	同法人大道会森之宮病院 森之宮病院診療部医療社会事業課，課長
2018年	同，副部長

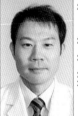

伊藤英明
（いとう ひであき）

2002年	産業医科大学医学部卒業 同大学リハビリテーション医学講座入局
2011年	同大学若松病院リハビリテーション科，助教
2012年	同大学リハビリテーション医学講座，助教
2017年	同，学内講師
2019年	同，講師

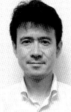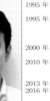

佐藤文保
（さとう ふみお）

1995年	福岡教育大学特殊教育特別専攻科修了
1995年	国立病院機構福岡東医療センター（旧：国立療養所福岡東病院）リハビリテーション科
2000年	一般社団法人福岡県言語聴覚士会，副会長
2010年	国立病院機構福岡東医療センターリハビリテーション科，主任
2013年	同，言語聴覚士長
2016年	失語症者向け意思疎通支援者養成カリキュラム検討委員
2017年	一般社団法人福岡県言語聴覚士会，会長
2018年	国立病院機構九州グループ医療担当，言語聴覚専門職

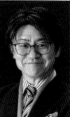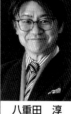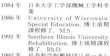

八重田 淳
（やえだ じゅん）

1984年	日本大学工学部機械工学科卒業
1986年	University of Wisconsin, Special Education, 博士前期課程修了, M.S.
1991年	Southern Illinois University, Rehabilitation, 博士後期課程修了, Rh.D.
1992年	長寿科学振興財団リサーチレジデント 国立身体障害者リハビリテーションセンター，非常勤研究員
1993年	岡山県立大学保健福祉学部，講師
1999年	大妻女子大学人間関係学部，講師
2001年	筑波大学人間総合科学研究科リハビリテーションコース，助教授
2007年	同人間総合科学学術院リハビリテーション科学学位プログラム，准教授

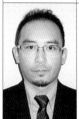

加藤徳明
（かとう のりあき）

2001年	産業医科大学医学部卒業 同大学リハビリテーション医学講座入局
2003年	九州労災病院リハビリテーション科（派遣）
2005年	中部労災病院リハビリテーション科（派遣） 門司労災病院
2007年	西日本産業衛生会北九州産業衛生診療所
2008年	産業医科大学リハビリテーション医学講座，助教
2010年	
2019年	同，講師 同大学若松病院リハビリテーション科，診療科長

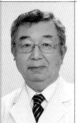

徳弘昭博
（とくひろ あきひろ）

1976年	岡山大学卒業 同大学整形外科学教室入局
1976〜87年	関連病院にて研修
1986年	日本リハビリテーション医学会専門医
1987年	吉備高原医療リハビリテーションセンターリハビリテーション科，部長
1988年	オーストラリア ロイヤル パース リハビリテーション病院研修
1999年	吉備高原医療リハビリテーションセンター，副院長
2006年	同，院長
2021年	同，名誉院長

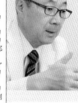

渡邉 修
（わたなべ しゅう）

1985年	浜松医科大学卒業 同大学付属病院脳神経外科入局
1994年	神奈川リハビリテーション病院リハ医学科
1995年	スウェーデンカロリンスカ病院臨床神経生理学部門，研究生
2005年	首都大学東京，教授
2012年	東京慈恵会医科大学附属第三病院，リハ科診療部長
2013年	同大学リハビリテーション医学講座，教授

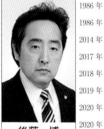

後藤 博
（ごとう ひろし）

1986年	神戸商科大学商経学部卒業
1986年	第一生命保険相互会社入社
2014年	株式会社第一生命経済研究所，主任研究員
2017年	慶應義塾大学大学院政策・メディア研究科修了
2018年	慶應義塾大学SFC研究所，上席所員
2019年	特非）日本失語症協議会，顧問
2020年	公社）日本脳卒中協会患者・家族委員会，委員 一社）協創リハビリテーションを考える会，共同代表
2020年	

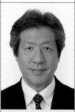

豊田章宏
（とよた あきひろ）

1986年	岩手医科大学卒業 同大学脳神経外科
1990年	同大学大学院修了（医学博士）
1996年	中国労災病院リハビリテーション科，部長
2018年	同病院治療就労両立支援センター，所長

Contents

脳卒中患者の社会復帰を支える

編集企画／中国労災病院治療就労両立支援センター所長　豊田章宏

Monthly Book

MEDICAL REHABILITATION No. 260/2021.4 目次

編集主幹／宮野佐年　水間正澄

Monthly Book **MEDICAL REHABILITATION**

2020年 7月増刊号　No.250

最新増刊号

回復期で知っておきたい！ここが分かれ道!!
症状から引く 検査値と画像

回復期リハビリテーション病棟でよく経験する 24 の症状・病状がこの一冊に！行える検査や治療が限られている回復期リハビリテーション病棟では、どのような状況の場合に急性期病棟に転院させたらいいのか？今回、本書では症状ごとに、診察の視点、検査の選択、転院への決断のポイントを詳述！回復期リハビリテーション病棟で必ずお役に立てていただける一冊です！

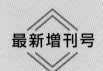

編 集　川手信行（昭和大学教授）
定価 5,500 円（本体 5,000 円＋税）

全日本病院出版会
www.zenniti.com

〒113-0033 東京都文京区本郷 3-16-4　Tel:03-5689-5989
Fax:03-5689-8030

MB Med Reha **No.260**：**1-7**, 2021

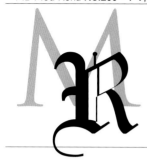

特集／脳卒中患者の社会復帰を支える

脳卒中患者の社会復帰に向けた支援

徳弘昭博*

Abstract　リハビリテーション医療は個人の最適な機能を獲得し，障害を低下させるための手段で，可能な限り自立した状態を維持し社会的に有意義な役割を果たすことにまで視点は広がるとされ，決して身体的な機能回復を目的とした訓練のみを指すものではない．

脳卒中によって何らかの身体的精神心理的障害を残す場合にはリハビリテーション医療を通して社会復帰することになるが，この際には機能にふさわしいゴールの設定が必須である．その際にはゴール達成に適した支援制度がある．本稿では障害のレベルに応じてリハビリテーション医療が目指すゴールと，そこに至る道筋で利用できる支援制度について述べた．

医療者にはできるだけ早期に社会生活のゴールを設定し，復帰を支援する制度を理解し，多職種連携のもとに，そこに至る道筋をつけるアプローチが要求される．

Key words　脳卒中(brain attack)，リハビリテーション(rehabilitation)，社会復帰(social reintegration)，ゴール設定(goal setting)

リハビリテーション医療の目指すもの

国連・国際障害者世界行動計画（1982年）は，「リハビリテーション」を身体的，精神的，かつまた社会的に最も適した機能水準の達成を可能とすることによって，各個人が自らの人生を変革していくための手段を提供していくことを目指し，かつ時間を限定したプロセスである，と定義した[1]．ここでいうリハビリテーションは単に医学的リハビリテーションやその実践であるリハビリテーション医療のみを指すものではなく，社会的，職業的，心理的，教育的などの多くのリハビリテーション分野を包括したものを意味している．

またWHOはより医学的立場で，リハビリテーションを環境との相互作用で個人の最適な機能を得，障害を低下させるための手段と定義づけ，その視点は予防や治療の枠を超え，可能な限り自立した状態を維持し，教育を受け職業生活を送ることを可能にし，人生において有意義な役割を果たすことにまで広がるとしている[2]．

つまり，リハビリテーションの理念は障害を持った人々の自立度をできるだけ高めるリハビリテーション治療に加えて，その先役割を持った生活者として維持することまでを視野に入れたものであるといえよう．リハビリテーション医療は医学的対応によって自立度を高めることでこの理念に貢献しているが，さらに社会に復帰し生活者として維持することにある点を認識しておく必要がある．リハビリテーション医療は広い意味での「リハビリテーション」の入り口の部分を担っていて，社会・職業・心理・教育などの多分野の介入，社会的対応によって障害を持つ人々をその機能にふさわしい生活に導く役割を果たしている．医療者が社会復帰を支援するかかわりの深い分野の制

* Akihiro TOKUHIRO，〒716-1241　岡山県加賀郡吉備中央町吉川7511　吉備高原医療リハビリテーションセンター，名誉院長

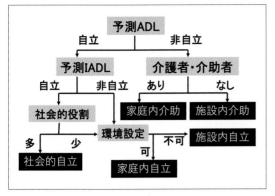

図 1. ゴール決定の考え方
医療的な条件である ADL と社会的な条件である
家庭・介助者の設定可能性の有無によっておお
まかなゴールを設定する.

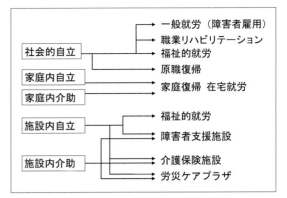

図 2. 生活の場の設定
ADL のゴールに従って, 生活の場である, 社会的
ゴールを設定する. これによって利用できる支援
制度を探ることができる.

度の知識を持っていることは重要である.

ゴールの設定

1. ゴール設定上の問題点

リハビリテーション医療も上記のように, 目的
志向的かつ時間限定的な過程であって, ゴールの
設定と達成までの時間予測が必要である. 現在の
医療は急性期・回復期ともに治療期間が制度上決
められている. そういう意味で時間は限定されて
いるが, 初期からゴールが設定され一貫した流れ
が作られているかといえば必ずしもそうではな
い. 医学的に脳卒中患者の機能的予後と社会的
ゴールの決定は初期からは困難なことが多いが,
そうであっても本来は急性期から, 特に機能障害
の少ない労働年齢の対象者は早期から適切な方向
付けがなされればより好ましいゴールに短期間で
導くことができる[3].

2. ゴールの決定

1) 自立度の予測

図1は筆者の施設で目安としている大まかな
ゴール決定の考え方である. 機能的予後と社会的
条件によって, ゴールを想定する.

社会的自立は日常生活活動(ADL)・日常生活に
関連する活動(APDL, AADL, IADL など. 以
下, IADL)ともに自立を, 家庭内自立は ADL 自
立・IADL 非自立を, 家庭内介助は ADL 非自立レ
ベルを想定している. ADL は自立しているが生
活の場が設定できない場合は施設内自立, 同様の

状況で ADL が自立しないことが予測される場合
や障害が重度で家庭での生活が困難と予測される
場合などは施設内介助として生活の場を想定す
る. 患者家族への説明の際には理解しやすいと考
える.

2) 自立度に応じた生活の場の予測

これに準じて具体的なゴールである生活の場を
示すのが図2である. 生活の場の設定はリハビリ
テーション医療のみでは達成できないが, 医療者
にとっては初期から具体的なゴールを示すことが
でき, 患者家族は初期からより具体的な生活のイ
メージを持つことができる. これによって利用で
きる支援制度の目途がつき, 必要な社会的リハビ
リテーションとの連携がより具体化される.

このような道筋が想定されても社会復帰, 特に
職業復帰は, 医学的・社会的・心理的・法的の要
素が加わり本人や関係者, 医療者の思い通りには
いかないことが少なからず経験される. 患者家
族・雇用者・関係者の調整が時間を要することも
あって, 医療者の思いだけが独走しないような配
慮が必要である.

社会復帰を支援する制度

1. 職業復帰

1) 一般就労と福祉的就労

一般就労は企業や公的機関と労働契約を結んで
の就労で, 労働基準法が適応され医療保険・年金
などの社会保険に加入することができる通常の就

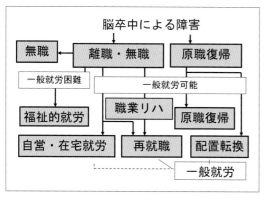

図 3. 障害者となった場合の職業的予後
職業リハビリテーションは障害者手帳所持と離職・求職中のものが対象であることが条件. 原職復帰する場合には職業リハビリテーションの対象とはならない.

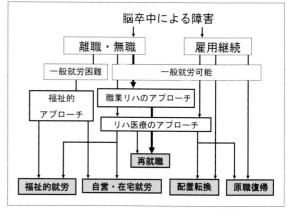

図 4. 職業復帰への支援
医療機関が大きな役割を持っている.

労である. 一般企業や重度障害者多数雇用事業所などがその例である. 福祉的就労は何らかの福祉的サービスを受けながらの就労であり, 生産性は問われず, 雇用関係はないことが多い. 生きがい的な就労で障害者支援施設や授産所などが相当する. この相違点も携わる医療者の知識として重要である.

職業復帰のアプローチを開始する際は本人の職業復帰への意思を必ず確認しておかねばならない. 企業などの復職決定や職業リハビリテーションの開始に際しては就労への意思が必ず問われるからである.

2）一般就労

a）原職復帰：脳卒中により障害を残した場合, 職業復帰へは**図 3**のような経路を辿る. そのまま籍のある職場に復帰する場合（原職復帰あるいは配置転換・職種転換を受けて職場が変わる場合を含む. 以下, 原職復帰）と, いったん離職して職業リハビリテーションの制度を利用し職業復帰する場合（求職者となる）がある. 職業リハビリテーションは障害者手帳を持つ求職者が主対象である. 原職復帰には医療機関の取り組みが非常に重要となる.

b）医療機関の取り組み：原職復帰を目指す場合はリハビリテーション医療機関を重要な職業リハビリテーション機関と位置付けることができる（**図 4**）. 最近では産業医が参加して従業員の復職

の可否を検討する復職検討委員会のような組織を持つ事業所がみられるようになった. また, そうした体制を持たない事業所でも医療機関がかかわり医師をはじめリハビリテーションスタッフによって直接職場の担当者や産業医との情報交換を行って, 復帰の可否判断を委ねることが可能な場合もある. 産業医との連携は復職に有利であることが示されている[4].

その際には医療機関側から身体精神的な情報をやりとりすることになる. 医療機関のスタッフはまず設定されたゴールを共有し, 職業生活に要求される生活が可能なようにリハビリテーションプログラムを指向していくことが必要である.

図 5は当センターで主として脊髄損傷者の社会復帰に際して多面的な障害に対して考慮するべき項目を示したものであるが, 脳卒中にも共通する. この場合も医療者の思いだけが独走しないように注意したい. この判断やリハビリテーション処方・指示・調整の中心となるのはチームのリーダーとしての医師である.

c）両立支援コーディネーター：両立支援コーディネーター[5]は「治療と仕事の両立に向けて, 支援対象者, 主治医, 会社・産業医などのコミュニケーションが円滑に行われるよう支援する」という立場で患者, 医療現場と職場の橋渡しをする役割を担うものである. **図 3**に示した流れをコーディネートする立場と表すことができる.

脳卒中の場合は, がん・糖尿病・メンタルなどの「疾病」よりも「障害」と仕事の両立に向けての支

家庭生活レベル	社会参加レベル
療養環境（介護者・設備）	
医療継続環境（訪問・受診継続・フォローアップなど）	
家屋設定・環境設定（バリアフリー）	
社会的資源の利用（障害者手帳・医療・医療費・年金・介護保険・補装具・生活援助機器・福祉用具など）	
移動方法（車椅子・運転免許・自動車改造・公共交通機関の利用など）	
コミュニケーション（機器・ITの利用とその環境整備など	
レクリエーション（本人家族　意識と知識など）	
	教育（復学・進学・生涯教育など）
	就労（復職・再就職・職業リハビリテーション・両立支援など）
	スポーツ（意欲・意識・知識・アクセスなど）

図5. 社会復帰に際して考慮するべき項目
リハビリテーション医師が正確な評価に基づいて，明確なゴールを患者・家族・関係者・医療チームに示してリハビリテーション治療を開始，また，進行度を把握して調整することが望まれる．

援という意味が重要であると思われる．急性期病院に配置されたコーディネーターが発症初期から職業復帰にかかわることが期待される．復職の意思のある脳卒中患者が最初に利用する支援制度となる．

　これまでの脳血管障害者の職業復帰に関する研究では，医療者の関与が復職可能の大きな要因となることがわかっている[6)7)]．これを受け，継続的に実践的な研究が行われ，両立支援のコーディネート活動が脳血管障害者の職業復帰率の向上に及ぼす効果があることが実証されている[8)]．

　こうした実績をもとに働き方改革の一環として両立支援コーディネーターが正式に制度化され，平成29(2017)年度から養成が開始され現在も継続されている．両立支援コーディネーターが配置され相談窓口が設置されている病院も増えつつあり，急性期からまず利用するべき窓口となっていくであろう．急性期医療だけで直接原職復帰することが増える効果が期待され，また回復期以降までフォローされれば離職することなく原職復帰が促進されると思われる．今後のこの制度の充実が大いに期待される．

　もちろん第三者がかかわらない本人と雇用者側の合意で原職復帰が決定されることも稀ではない．リハビリテーション医療者の職業復帰への意識付け，心理的支援が重要である．

d）職業リハビリテーション

(1) 職業リハビリテーションの目指すもの：これまで述べたように，我が国の職業リハビリテーション制度は雇用への復帰を目的としている．雇用関係のない自営業としての就労を目指すものではないことも知っておく必要がある．

(2) 職業リハビリテーション制度：職業リハビリテーション[9)]の対象は，障害者手帳を持つもので離職している求職者である．具体的な組織として国立・県立の障害者職業能力開発校，民間の障害者能力開発訓練施設がある．これらは課程修了後確実に就労できることが求められる施設であり，選考が行われ，希望する者がすべて職業リハビリテーションを受けられるというものではない．継続的訓練であり障害者手帳取得が必要で施設も限られるため，発症後一定の時間と比較的良好な身体精神的能力が要求される．中高齢者には狭き門となる．

　また，高齢・障害・求職者雇用支援機構が運営する地域職業センターが各県にあり，職業評価をはじめ求職者に対する職業指導・職業準備訓練，職業講習，雇用者に対する事業主援助などのサービスを行っている．障害者としてハローワーク（公共職業安定所）を通して求職活動をする場合はここで職業評価を受ける場合がある．

　これらのサービスの窓口はハローワークである．課程修了後はハローワークを通して就労先を決定，職業に復帰する．

　その他の就労への窓口として障害者就業・生活支援センター，市町村の障害者就労支援センター，高次脳機能障害支援普及事業支援拠点がある．

e）在宅就労：ITの進歩によって，作業能力はあるが通勤が困難，また完全にADLが自立していない場合の在宅就労による一般雇用の道もつけられている．特例子会社制度による障害者雇用の一形態で主としてITを使用する業務が一般的である．一般企業の在宅ワークであるので労働意欲とある程度の生産性が要求される．

経験のあるリハビリテーション施設では適応のある対象者をコーディネートすることが可能であろう.

f）障害者雇用率制度：一定規模以上の事業主には一定の割合で肢体・知的・精神障害者を雇用することが義務付けられている. その割合は現在民間企業2.3%，特殊法人等・国・地方公共団体は2.6%，都道府県等の教育委員会2.5%である.

この法定雇用率を達成してない事業所は未達成分に応じて納付金を納めねばならず，逆に達成した事業者は調整金が支給される.

雇用率制度は障害者雇用を拡大することに役割を果たしてきた. この制度に従って障害者を雇用しようとする事業所とうまくマッチングすれば障害者として認定された脳血管障害者が雇用を継続する，また再就職する機会を得ることができる.

また自治体や企業の障害者の採用枠もあり，医療者はその情報を得る手段を対象者に伝えることが必要である.

3）福祉的就労

最近では福祉的就労から一般就労を目指す就労支援が行われるようになった. 一般就労への復帰の機会を失ったとしても，意欲があればいったん福祉的就労の場を利用して職業復帰を目指すことも不可能ではない.

一般就労と福祉的就労の中間的な立場として障害者総合支援法に基づく就労継続支援事業所A型(雇用関係があり労働基準法適用)がある. 同じくB型(雇用関係はない)，地域活動支援センター，各種の授産施設などは福祉的就労の例である[10].

就労継続支援事業所A型は一般就労への移行も視野に置かれる. ある程度の生産性が重視され一般就労との相互乗り入れがあり，ここを経由して一般就労に移行することも行われている. 身体的機能は就労レベルであるが離職し，就労の場が得られないものは，このA型を経ることも選択肢の一つになるだろう.

窓口は市町村の福祉の窓口，各地の指定特定相談支援事業者，指定一般相談支援事業者である.

2．復　学

少数であるが就学年齢の脳血管障害も経験される. 学校への復帰は将来の一般就労につながるため，リハビリテーション医療では積極的に支援するべきである. 所属している学校によって復学を検討する部署があれば，医療機関のリハビリテーションスタッフは当該の部署と情報共有をはかって復学の可否の判断を委ねることになるだろう. 組織的な対応がない状況では個別対応となることが多い. いずれにせよ早期からの学校担当者との連携を取ることが重要である. これによって学校復帰は推進されると思われる[11].

地域生活を支援する制度

地域社会や在宅に復帰する40歳以上の脳卒中による障害者は介護保険制度によるサービスを利用して社会参加することになる. 40歳未満では障害者総合支援法によるサービスを受ける.

1．介護保険法制度

サービスを利用するには介護認定を受ける. 市町村の窓口での認定申請によって認定調査が行われる. まず一次判定が実施され，その結果および医師によって作成された主治医意見書をもとに介護認定審査会による二次判定が行われ，介護必要度が決定されて申請者に通知される. 要介護度は非該当・要支援1・2，要介護1〜5の等級に分けられる. この等級は有効期間があり定期的に，また機能上の変化があれば申請によって随時見直される.

非該当の場合は介護予防事業の対象となり介護予防ケアマネジメントとして地域支援事業でのサービスを利用することになる. その際は市町村の地域包括支援センターが窓口となる. 目的は運動機能向上，栄養改善，口腔機能向上，閉じこもり予防・支援，認知症予防・支援，うつ予防・支援が挙げられている.

要支援1・2も窓口は地域包括支援センターである. 同じく介護予防ケアマネジメントとして介護

表 1. 障害者総合支援法による事業
日中活動と住まい

日中活動の場	介護給付	● 療養介護(医療型) ● 生活介護(福祉型)
	訓練等給付	● 自立訓練 ・機能訓練 ・生活訓練 ● 就労移行支援 ● 就労継続支援 ・A 型(雇用型) ・B 型(非雇用型)
	地域生活支援事業	地域活動支援センター
住まいの場	施設入所支援(障害者支援施設) 居住支援(グループホーム, 福祉ホーム)	

(文献 12 より)

予防ケアプランが作成され, 介護予防サービスを利用する. 利用できるサービスは要介護1〜5と変わりないが, 要介護となることを防止することに目的が置かれる. 在宅では通所・訪問での, また地域密着型の介護予防サービスの利用が可能である.

要介護1〜5では居宅介護支援事業者を窓口としてケアマネジャーによって作成されたケアプランに基づいて介護サービスを利用する. これには在宅サービス・施設サービス・地域密着型サービスがある.

在宅サービスには通所介護(デイサービス), 通所リハビリテーション(デイケア), 訪問介護(ホームヘルプ), 訪問入浴介護, 訪問リハビリテーション, 訪問看護, 居宅療養管理指導, 福祉用具貸与, 福祉用具購入費支給, 住宅改修費支給, 短期入所生活介護・療養介護(ショートステイ), 特定施設入居者生活介護がある. 要支援と要介護では内容が異なる. 要支援ではそれぞれ「介護予防」が項目に付けられる(例えば, 介護予防通所介護となる).

施設サービスは要介護1〜5のものが利用できる. これには介護老人福祉施設(特別養護老人ホーム, 対象は要介護3以上), 介護老人保健施設(老人保健施設), 介護療養型医療施設(療養病床等)がある.

地域密着型サービスには認知症対応型共同生活介護(グループホーム), 認知症対応型通所介護, 小規模多機能型居宅介護, 地域密着型介護老人福祉施設入所者生活介護がある.

以上, 介護保険の大枠と項目を挙げた. これらの機能・名称は複雑で, 医療者がそれぞれの機能や適応を理解しておくことは困難であろうが, 大枠を理解しておくことは有用である. 医療者が早期から方向性を示して地域リハビリテーションの専門職に依頼するのが現実的であろう.

実際には自治体・地域・事業者による差があるため, 脳卒中患者本人や家族が施設に足を運んで, より希望に沿う施設を選ぶよう指導することが必要である.

2. 障害者総合支援法による制度(表1)

現在の支援の体系は日中活動と居住支援に大きく分けられている[12]. 訓練施設として障害者支援施設に入所した場合は, 夜間は居住支援の施設入所支援(障害者支援施設)を, 昼は日中活動の訓練等給付の自立訓練, 就労移行支援を受けることになる. 訓練等給付が受けられる障害者支援施設は中間施設であって, 訓練終了後は訓練結果に応じた地域での生活に移行することになる.

生活施設として障害者支援施設に入所した場合, 夜間は居住支援として施設入所支援を, 昼は訓練等給付の訓練を, あるいは介護給付の生活介護を受ける.

在宅に復帰した場合は, 日中活動事業のサービスを受けることができる.

3. 労災保険法による制度

生活施設として労災ケアプラザが全国8か所にある. 労災による障害で労災障害等級1〜3級の労災年金受給者で, 在宅では介護が困難なものが対象である. 入所者は労災保険制度の性格上, 脊髄損傷や頭部外傷後遺症が多いが, 条件を満たせば労災と認定された脳卒中者の入所は可能である.

終わりに

現場の医療者にとっては社会保障制度を細部にわたって熟知することは困難であろうが, 中途で障害を負った人々の社会復帰および社会生活維持

への流れを作り，導いていくのは多くの専門職によるアプローチが必要となる．そのリーダーとなる医師には大まかな枠組みを理解し，できるだけ早い時期から方向性を定める役割が望まれる．医療と社会制度を橋渡しする機能，コーディネートする機能の重要性を認識しておくことも重要である．

　また，我が国の社会保障制度の多くは利用者の申請によらなければ制度の利点を受けることができない．患者・家族・関係者が制度を利用する知識を持つよう指導しておかなくてはならない．

　さらに制度はしばしば変更される．医療者は最新の制度での利用方法の知識を提供できるよう努力することを要求されている．

文　献

1) 厚生労働省社会・援護局障害保健福祉部企画課：身体障害者ケアガイドライン〜地域生活を支援するために〜．平成14(2002)年4月．〔https://www.mhlw.go.jp/topics/2002/04/tp0419-3c.html〕
2) WHO：Rehabilitation. 26 October 2020.〔https://www.who.int/news-room/fact-sheets/detail/rehabilitation〕
3) 大塚　文ほか：就労と社会参加．総合リハ，**43**(12)：1123-1128，2015.
　Summary　就労を含めた社会参加について系統的な対応が重要なことが述べられている．
4) 田中宏太佳ほか：脳卒中者の復職における産業医の役割　労災疾病等13分野研究・開発・普及事業における「職場復帰のためのリハビリテーション」分野の研究から．日職災医会誌，**57**(1)：29-38，2009.
　Summary　脳卒中患者の職場復帰の際，産業医との連携が良好な場合は復職に有利である．
5) 豊田章宏：産業医実務に生かせる提言　職域に生かすリハビリテーションの最新知識　脳卒中者の両立支援　両立支援コーディネーターの役割．産業医ジャーナル，**43**(4)：77-83，2020.
　Summary　両立支援コーディネーターの制度化の経過，役割，現状，今後について解説されている．
6) 豊永敏弘：脳血管障害における職場復帰可否の要因　Phase3(発症後1年6ヶ月後)の結果から．日職災医会誌，**57**(4)：152-160，2009.
7) 豊永敏弘：職場復帰のためのリハビリテーション—第二次研究に向けて—．日職災医会誌，**58**(5)：214-219，2010.
8) 豊田章宏ほか：平成22(2010)年度厚生労働省委託事業「治療と職業生活の両立等の支援手法の開発一式(脳・心疾患)」の中間報告．日職災医会誌，**59**(5)：169-178，2011.
9) 厚生労働省：職業リハビリテーションの実施体制の概要．〔https://www.mhlw.go.jp/shingi/2007/10/dl/s1010-6g.pdf〕
10) 厚生労働省：障害者総合支援法における就労系障害福祉サービス．〔https://www.mhlw.go.jp/content/12200000/000571840.pdf〕
11) 深津聡子ほか：復学．総合リハ，**43**(12)：1117-1122，2015.
　Summary　復学に際してリハビリテーション関係者が持つべき知識や対応すべき事項が症例を交えて述べられている．
12) 社会福祉法人　全国社会福祉協議会：障害福祉サービスの利用について(2018年4月版)．2018.〔https://www.mhlw.go.jp/content/12200000/000501297.pdf〕

MONTHLY BOOK
MEDICAL REHABILITATION

評 好
増大号

これでナットク！
摂食嚥下機能評価のコツ

No.240
2019年9月
増大号

編集/青柳陽一郎（藤田医科大学准教授）

定価 4,400円（本体 4,000円＋税）

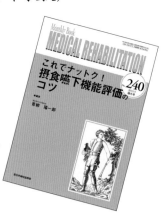

治療は評価なくしては成り立たない。

問診、スクリーニング、栄養評価から機器を用いた評価まで
摂食嚥下に関連するあらゆる評価法を網羅！ 実際の評価を
踏まえたケーススタディも付いた充実の内容となっております。
これから嚥下臨床に携わろうと思っている方から、
もう一度嚥下機能評価を勉強したい方にもオススメです。
ぜひ臨床のおともにこの一冊！

目 次

（株）全日本病院出版会

各誌目次がご覧いただけます！
www.zenniti.com

〒113-0033　東京都文京区本郷3-16-4　　電話(03)5689-5989　　FAX(03)5689-8030

MB Med Reha **No.260**：**9-14**, 2021

特集／脳卒中患者の社会復帰を支える

リハビリテーション治療の進歩と社会復帰支援

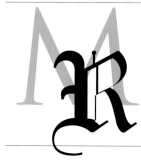

伊藤英明*1 森山利幸*2 松嶋康之*3 佐伯 覚*4

Abstract 脳卒中患者の社会復帰に際しては，さらなる機能回復への期待も大きい．麻痺側上肢に対する継続的なリハビリテーションの方法として，経頭蓋直流電気刺激療法や経頭蓋磁気刺激療法，CI療法，痙縮に対するボツリヌス療法に期待がかかっている．経頭蓋直流電気刺激は簡便で安全性が高く，ロボット訓練などとの併用療法が可能で痙縮の改善効果も期待できる．CI療法は積極的・集中的に麻痺側上肢手指の使用を促す方法で，健側上肢を三角巾などで拘束して麻痺側の学習性不使用を克服し，日常生活においても麻痺側を継続的に使用するよう促す方法である．ボツリヌス治療は痙縮に対する治療的アプローチの1つで，痙縮を減弱させるだけでなく日常生活に有利に働いている部分をできるだけ残し，麻痺側の随意性や巧緻性を促すことが目標となる．脳卒中患者にとって社会復帰は大きな目標であり，麻痺側上肢の使用を継続的に促すことが重要である．

Key words 脳卒中(stroke)，社会復帰(reintegration into society)，経頭蓋直流電気刺激療法(transcranial direct current stimulation therapy)，ボツリヌス療法(Botulinum therapy)，CI療法(CI therapy)

はじめに

脳卒中患者の社会復帰を考える場合，職場復帰に至る過程や復帰後において，残存する片麻痺や痙縮に対するリハビリテーションは重要なものとなる．特に上肢機能に関しては，脳卒中発症後6か月の時点で60%を超える患者が上肢機能障害の完全な改善には至らず，麻痺側上肢を実生活の中では使用することができないといわれている．一方で残存する障害の中で患者が感じる最大の懸念事項は上肢機能とされ，このことは上肢機能回復へのニーズが高いことを示している．また脳卒中患者への quality of life(QOL)に上肢機能障害の重症度が強い影響を与えていることも知られて

いる[1]．そこで麻痺側上肢・手指に対する継続的なリハビリテーション治療の方法として，経頭蓋直流電気刺激療法や経頭蓋磁気刺激療法，痙縮に対するボツリヌス療法，積極的・集中的に麻痺側上肢手指の使用を促すCI療法(constraint-induced movement therapy)に期待がかかっている．本稿では脳卒中後片麻痺に対する各療法の概要について述べる．

経頭蓋直流電気刺激療法

経頭蓋直流電気刺激(transcranial direct current stimulation；tDCS)は，非侵襲的大脳刺激法の1つで，同じ経頭蓋脳刺激の手法である経頭蓋磁気刺激(transcranial magnetic stimulation；

*1 Hideaki ITO，〒807-8555 福岡県北九州市八幡西区医生ケ丘1-1 産業医科大学リハビリテーション医学講座，講師
*2 Toshiyuki MORIYAMA，同講座
*3 Yasuyuki MATSUSHIMA，同講座，准教授
*4 Satoru SAEKI，同講座，教授

表 1. 経頭蓋直流電気刺激と経頭蓋時期刺激の違い

	経頭蓋直流電気刺激 （tDCS）	経頭蓋磁気刺激 （TMS）
作用機序	主に膜電位（細胞内外の電位の差）の変化	主に活動電位の誘発
刺激による音	無音	クリック音
刺激による皮膚感覚	弱いチクチクした感じ	筋の刺激による弱い痛み
頭痛	12%	23%
てんかん発作	報告なし	高頻度刺激で報告あり
価　格	数十万円～	数百万円～
装置の大きさ	小型で持ち運び可能	大型で移動は困難
空間分解能	数 cm	1 cm

（文献 2 より）

TMS）とならんでリハビリテーション効果を促進するための補助的な手法である．TMS は目標とする大脳部位を高い精度で刺激できる利点があるものの機器が高額であり，痙攣発作の誘発や刺激時のコイルの固定などの問題がある．一方でtDCS は TMS に比べて時間および空間分解能は低いものの安価で簡便な機器であり安全性も高いとされるため（表1）[2]，一定の条件の下でセラピストが実施することも可能と考えられる．ここ数年では tDCS に関する臨床研究が盛んに実施され関連文献数も飛躍的に増加しており，リハビリテーション領域での普及が期待されている．

tDCS の作用機序として基礎的神経生理学的研究では，直流電気は神経細胞の膜内外電位を変化させることにより神経細胞の興奮性のレベルに影響を及ぼすことが明らかとなっている．陽極刺激（anodal tDCS）の場合，陽極電極は静止膜電位および自発性神経細胞の放電率を増大することにより脱分極を生じ，刺激部位の神経細胞の活動を促進する．陰極刺激（cathodal tDCS）の場合，静止膜電位を低下させて神経細胞を過分極させ，刺激部位の神経細胞の活動を抑制するとされている．臨床応用に関しては，tDCS は大脳皮質ニューロンを刺激するが，脳深部への刺激効果は少ないため，脳表面の比較的浅い部位，上肢，顔面や舌などが主な標的となる．片麻痺上肢をターゲットとする場合，陽極と陰極のパッド電極(5×7 cm)を頭皮上の運動野直上と対側の眼窩上に置き，1～2 mA の微弱電流を5～20 分間通電する．例えば運動野に対して陽極刺激を行う場合は，反対側の前額部か同側の上腕に陰極電極を置く．電極はゴム製で，生理食塩水を含ませたスポンジで覆って使用する（図1，2）．

tDCS の適用により慢性期脳卒中患者の片麻痺上肢の運動機能を有意に改善することが報告されているが，麻痺レベルが軽度な症例にとどまっていることや，大幅な麻痺の改善には至っていないことが指摘されている．そこでより大きな効果を得るために上肢ロボット訓練や末梢性電気刺激（機能性電気刺激）などとの併用療法が模索されている．その他にも構音障害や失語症などの言語障害，記憶障害，半側視空間無視，下肢運動機能，嚥下障害など様々な機能障害を持つ脳卒中患者に対して，tDCS による課題成績や機能の改善効果が報告されている．

tDCS 機器は今まで研究用として海外製の機器を使用していたが，我が国では 2020 年国産のtDCS 機器が物理療法機器（管理医療機器，クラスⅡ）として認可され市場に登場した．tDCS はTMS と比べて安価で簡便な機器であり，安全性も高いとされるため，従来のリハビリテーションと併用することにより，さらに効果的で効率的なリハビリテーションを実現できる可能性がある．安全性に関しては，痙攣などの重篤な有害事象は報告されていないが，一過性の不快感や痛み，痒み，頭痛などの報告はある．刺激直下の皮膚の損傷や発赤が副作用として多く報告されており，特に複数日にわたる刺激を行う場合に，電極直下の

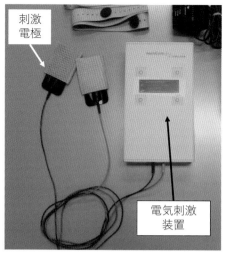

図 1. 経頭蓋直流電気刺激装置（neuro-Conn 社製，DC-STIMULATOR）

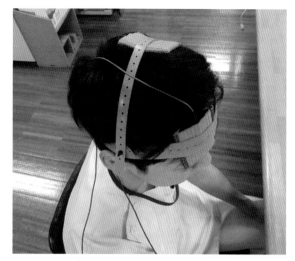

図 2. 左運動野に対する陽極刺激の電極配置
赤：陽極，青：陰極

皮膚に損傷や発赤を認める例が報告されている．脳内に金属インプラントがある患者や，頭皮皮膚が過敏な患者，てんかんを有する患者は適用から除外すべきと考えられている[2]．

　脳卒中後片麻痺上肢機能障害に対する効果についての先行報告としては，tDCS の適用により慢性期脳卒中患者の片麻痺上肢の運動機能を有意に改善することが報告されている[3]．しかし，いずれの研究においても対象は分離運動が可能なレベルで運動麻痺の軽度な脳卒中患者であり，電気生理学的な変化や運動課題に要する時間の短縮などの変化にとどまり，大幅な麻痺の改善にまで至っていないため，より大きな効果を得るために併用訓練が模索されている．

　tDCS と上肢ロボット訓練併用療法に関して，脳卒中後における tDCS（中枢治療）とリハビリテーション治療法（末梢刺激）の併用療法は，それぞれ単独では到達しないレベルまでシナプス可塑性や運動スキルの再学習を強化する可能性がある[4]．tDCS と他の運動療法とを組み合わせた様々な併用療法が期待されており[5]，近年の多くの研究は tDCS などの非侵襲的脳刺激の促通効果を強化するために脳刺激と同時に末梢刺激を組み合わせることが多い．例えば上肢ロボット訓練機器単独でも片麻痺上肢機能の改善が報告されており[6]，その中でもアームトレーナー（Bi-Manu-Track robotic arm trainer）は，両手動作による鏡像運動が麻痺の回復を促進するという原理を取り入れた片麻痺上肢用の簡便なロボット補助装置である[7]（図 3）．当施設でも tDCS を用いた併用療法として慢性期脳卒中片麻痺患者に対して tDCS とアームトレーナーを併用した臨床研究を実施した[8]．その結果，脳卒中後の障害半球の左右差と刺激電極の組み合わせによって効果の違いがみられることを確認した[9]．すなわち片麻痺上肢遠位の痙縮において右大脳半球病変を有する例では anodal tDCS（障害側大脳半球）よりも，cathodal tDCS（健側大脳半球）のほうが有意に改善度が大きく，健側大脳半球からの半球間抑制の影響が考えられた[10]．すなわち tDCS はロボット支援訓練だけでなく様々な訓練やシステムとの併用が可能であり，片麻痺の改善だけでなく痙縮の軽減も期待できる．

CI 療法

　CI 療法は，片麻痺の健側上肢の動きを制限して，麻痺側上肢の運動を誘導しようとする治療法である．健側上肢を三角巾などで抑制することにより，片麻痺上肢を積極的・集中的に使用させることで機能回復をはかる介入方法で，脳卒中患者が健側上肢を主に使用して ADL を確立する中で麻痺肢を使用しなくなる「学習性不使用」を克服し，麻痺肢の使用による脳の可塑性「使用依存性の大脳皮質の可塑性」をはかることで麻痺側上肢

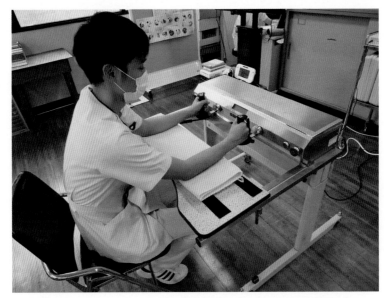

図 3. アームトレーナー（Bi-Manu-Track robotic arm trainer）

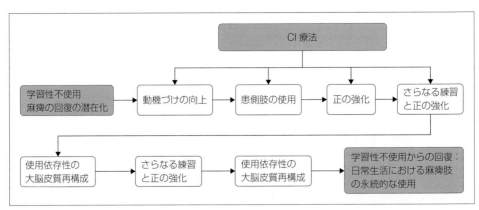

図 4. CI療法のメカニズム

CI療法によって学習性不使用を克服できる．麻痺肢を使うことによって動機づけが向上
し，さらに麻痺肢を使用するようになる．そこで課題に成功することが正の強化となり，
さらに練習を繰り返す．これが使用依存性の大脳皮質再構成を生み出し，正の強化となっ
て麻痺肢を日常生活でも使用するようになる．

（文献11より）

の運動機能向上を目指すことを治療理論とする
（**図4**）[11]．健側上肢を拘束し使用を制限した状況
で様々な課題を行い，麻痺側上肢の強制的な使用
を促進する．適応として，CI療法は実際に上肢や
手を使用する課題を介入とすること，非麻痺側上
肢を拘束してもある程度日常生活に支障をきたさ
ないこと，拘束することの意義を理解し，現状の
問題点を分析する能力なども必要とされ，身体面
および認知面の障害が比較的軽度な片麻痺症例が
適応となる．CI療法の方法論を確立したTaubら
に提唱された適応基準のうち，運動麻痺の程度は

自動運動で手関節を20°以上伸展可能で，手指の
中手指節間関節および近位指節間関節を10°以上
伸展可能とされ，歩行障害がなく日常生活が自立
し，失語症や認知機能障害にも問題ないことが必
要とされている．急性期では伝統的治療と比較し
て優越性は明らかでなく，むしろ高強度の負荷に
注意が必要であることが示されている．

　一方で回復期では，米国7施設共同で実施され
たEXITEという大規模無作為化比較試験（RCT）
によって，通常ケアを受ける群と比較して上肢能
力や日常生活での使用頻度において優越性が示さ

れ，その効果が介入後1年間維持されていたことが明らかとなった．生活期では，多くの研究がCI療法の優越性を支持している．複数のシステマティックレビューでも，生活期に運動麻痺の程度が基準を満たしていれば十分に有効な治療と結論付けられている[1]．さらにCI療法の長期的な効果を導くためにはtransfer packageという行動学的戦略が重要となるといわれている．Transfer packageは8つのコンポーネントから構成されている．これらを ① 麻痺手の観察，② 麻痺手を生活で使用するための問題解決技法，③ 行動契約の3つの大項目に分けて考える．

① 麻痺手の観察では麻痺手に対するモニタリング能力を向上することを目的としている．まずは問題解決のための「問題点」を抽出できるようになるために，麻痺手の現状について対象者の意識を向上させる．方法としては8つのコンポーネントの中の「毎日motor activity log（MAL）のquality of movementを評価する」ことと，「麻痺手にかかわる日記をつける」ことを推奨する．これにより自身の麻痺手の現状を説明し，問題点を挙げることができるように促す．

② 麻痺手を生活で使用するための問題解決技法では実際にどのようにすれば麻痺手を生活で使えるのかについて療法士が対象者にノウハウを指導する．方法としては，8つのコンポーネントの中の「実生活で麻痺手を使用するために，存在する障害を克服するための問題解決技法の獲得」を対象者に指導する．

③ 行動契約とはCI療法を実施する際に最初に対象者の意思決定を促す手法である．8つのコンポーネントのうちの「行動契約」と「自宅での麻痺手の使用場面の割り当て」において実施する．先行研究で明らかになっている結果について説明を行い，さらにどのようなことを実現するために麻痺手の練習を行うかについて意思決定を促し，アプローチ期間中およびその後の生活における麻痺手の使用行動について契約を行うための手法である[12]．

ボツリヌス療法

ボツリヌス療法は，ボツリヌス菌（*Clostridium botulinum*）の産生する毒素が身体にもたらす作用を臨床医学的に応用した治療法である．2010年には我が国において「成人の上肢・下肢筋痙縮」に対する適応拡大がなされ，痙縮に対しての治療的アプローチの1つとなっている．脳卒中後の片麻痺は，主に麻痺側を中心とした共同運動，折り畳みナイフ現象，筋クローヌスなどの症状を伴う．これが長く続くと関節構成組織に短縮が生じ，関節可動域の制限，関節拘縮や関節変形などの二次的障害が生じる．また痙縮によって麻痺側の分離運動が抑制され，随意運動や巧緻動作の再獲得にも悪影響を及ぼす．しかし一方で痙縮は不利な面ばかりでなく，痙縮によって下肢の支持性が向上することで立位保持や歩行の安定化や痙縮による肘屈曲を利用して手提げ袋などを前腕にかけるなど，日常生活に有利に働く面もある．脳卒中の痙縮に対する治療アプローチの目的は，単に痙縮を減弱させることではなく，日常生活に有利に機能している部分をできるだけ残し，悪影響を及ぼす部分を除いて麻痺側の随意性，巧緻性を促すとともに日常生活を向上させることである．したがって脳卒中患者の痙縮の状態に合わせて使い分ける必要がある．上下肢痙縮に対するボツリヌス治療は「脳卒中治療ガイドライン2015」においてグレードAで強く推奨されている．我が国において，成人の上肢・下肢筋痙縮にボツリヌス療法を施行する場合には，A型ボツリヌス毒素製剤に対する講習，実技セミナーを受講し，安全性や有効性を十分に理解したうえで，施注手技に関する十分な知識，経験のある医師によってのみ施注が許可されている．

施注前のポイントとして，我が国でのボツリヌス治療は，A型ボツリヌス毒素製剤の施注単位数の上限が決まっており，その範囲内で痙縮軽減を目的とする筋にいきわたるように施注単位を分散させる必要がある．施注前に綿密な計画のもとに

治療がなされるべきである．患者の日常生活の様子や歩行状態を十分に考慮しながら，どの筋の痙縮を減弱するべきか，目的筋と施注単位数を決定する．

施注時のポイントとして，A型ボツリヌス毒素製剤は生理食塩水で溶解して溶液を施注前に作製するため，濃度を適宜調整することが可能である．溶解した濃度が濃い場合では筋内の狭い範囲に拡散し，逆に薄い場合には比較的広い範囲に拡散することが知られている．目的筋の大きさや効かせたい範囲によって適宜濃度を調整して使用する．A型ボツリヌス毒素製剤の効果を有効に発揮させるためには，筋内の神経筋接合部や筋紡錘の神経終末に取り込まれる必要があるため，確実に目的筋に注入することが必要である．筋腹が体表面から触知不可能な筋に対しては，筋電図，超音波，電気刺激装置を利用して，目的筋に確実に針入していることを確認し，施注することが推奨されている．

施注後は理学療法，作業療法，装具療法などの併用が推奨されており，施注筋のストレッチング，拮抗筋の筋力強化などを行う．下肢筋痙縮の場合，痙縮が低下することによって足関節可動域の向上や他の筋の随意性が向上し，歩行状態が変化する可能性があるため，施注後も適宜評価を行って下肢装具を適切に変更していくことも必要である．また前述のtDCSやCI療法，末梢性の電気刺激療法との併用も有効である[13]．

まとめ

脳卒中患者にとって社会復帰は大きな目標であり，上肢機能の改善はそのために重要な要因となる可能性がある．継続的なリハビリテーションを実施し，麻痺側上肢の使用を継続的に促すためにも，tDCSやTMS，CI療法，ボツリヌス治療を組み合わせることが有効と考えられる．

文　献

1) 野間知一：上肢機能障害の最新リハビリテーションとその適応．正門由久（編），脳卒中―基礎知識から最新リハビリテーションまで，pp. 524-527，医歯薬出版，2019.

2) 伊藤英明ほか：脳卒中片麻痺上肢に対する経頭蓋直流電気刺激治療．脳卒中，41(6)：523-528，2019.
Summary 脳卒中後片麻痺上肢に対するtDCS治療の現状について，適応や文献的考察を含めて書かれている．

3) Williams JA, et al：Updates on the use of non-invasive brain stimulation in physical and rehabilitation medicine. *J Rehabil Med*, 41(5)：305-311, 2009.

4) Schlaug G, et al：Transcranial direct current stimulation in stroke recovery. *Arch Neurol*, 65(12)：1571-1576, 2008.

5) Nitsche MA, et al：Facilitation of implicit motor learning by weak transcranial direct current stimulation of the primary motor cortex in the human. *J Cogn Neurosci*, 15(4)：619-626, 2003.

6) 伊藤英明ほか：上肢リハ支援ロボット．*J Clin Rehabil*, 26(11)：1065-1071，2017.

7) Hesse S, et al：Robot-assisted arm trainer for the passive and active practice of bilateral forearm and wrist movements in hemiparetic subjects. *Arch Phys Med Rehabil*, 84(6)：915-920, 2003.

8) 佐伯　覚ほか：機能回復治療の最前線 経頭蓋直流電気刺激とロボット訓練．*Jpn J Rehabil Med*, 50(4)：281-284，2013.

9) Ochi M, et al：Effects of anodal and cathodal transcranial direct current stimulation combined with robotic therapy on severely affected arms in chronic stroke patients. *J Rehabil Med*, 45(2)：137-140, 2013.
Summary 脳卒中片麻痺患者に対してtDCSを併用した上肢ロボット支援訓練の効果を検討した報告．

10) 佐伯　覚ほか：経頭蓋直流電気刺激と片麻痺上肢集中訓練．脳卒中，38(3)：181-185，2016.

11) 道免和久（編著）：CI療法のメカニズムと検討課題．CI療法，pp. 51-66，中山書店，2008.

12) 竹林　崇：CI療法．正門由久（編），脳卒中―基礎知識から最新リハビリテーションまで，pp. 516-519，医歯薬出版，2019.

13) 川手信行：ボツリヌス療法．正門由久（編），脳卒中―基礎知識から最新リハビリテーションまで，pp. 496-499，医歯薬出版，2019.

MB Med Reha **No.260**：15-22, 2021

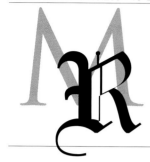

特集／脳卒中患者の社会復帰を支える

脳卒中患者が期待する共生社会

後藤　博*1　豊田章宏*2

Abstract　「脳卒中患者の社会復帰」を支える環境に影響する潮流のいくつかに，リハビリテーションなどの取り組みも柱の一つとする「循環器病対策基本計画」の取り組みと地域包括ケアシステムを包含する基本コンセプトである地域共生社会の実現にむけた取り組みの推進がある．この２つの推進には，現存資源の活用，補充，協働といった共通性を見出すことができる．専門分化，機能分化は医療の進歩につながり，重なる制度改正により社会復帰への支援を拡充させてきた．しかし患者・家族はそれを十分に享受できずにいる．現体制は責任分担も明確にしたことで支援の一貫性，総合性の希薄も派生させた．そこで，患者・家族には必要な支援を得るための包括的，伴走的支援のニーズが高まっている．筆者は，脳卒中の発症からこれまでの様々な支援者や患者などとの交流や体験を踏まえ脳卒中患者が社会復帰の支援を得る環境を概観し，その支援上の問題を踏まえ，地域共生社会に対する期待を概述する。

Key words　脳卒中患者(stroke patient)，地域共生社会(community-based integrated care system)，協働(co-production)，伴走型支援(accompanied support)，社会復帰(rehabilitation)

はじめに

2019年12月1日「健康寿命の延伸等を図るための脳卒中，心臓病その他の循環器病に係る対策に関する基本法」が施行された．これにより我が国の脳卒中対策は総合的かつ計画的に取り組む礎ができたといえる．一方で，医療・介護などの支援の包括的な提供体制を目指す地域包括ケアシステムを包含した概念として，地域共生社会があり，その実現に向けた取り組みも推進されているところだ．この社会は，制度・分野の枠や「支える側」「支えられる側」という従来の関係を超えて，人と人，人と社会がつながり，一人ひとりが生きがいや役割を持ち，助け合いながら暮らしていくことのできる包摂的な地域や社会を創るという基本概念である[1]．

「脳卒中患者の社会復帰」については，大きく「家庭・地域」と「就労」への復帰といった側面がある．こうした側面を視野に入れ，社会復帰の支援を得る環境を概観し，その支援上の問題を踏まえ，地域共生社会に対する期待を概述したい．

筆者は脳梗塞を発症して治療・療養後，復職・就労継続に至る過程とその後で，様々な支援者と患者・家族と交流・体験をしてきた．それらを通じ感じ得た，当事者という立場から私見を交え，脳卒中対策にも関係する地域共生社会への期待を寄せて述べる．

脳卒中患者からみた社会復帰への支援(概観)

現代社会は不確実性が増したといわれている．とりわけ基礎疾患を持っていたり，介護・介助を必要とする家族がいる世帯は，環境の変化の煽り

---

*1 Hiroshi GOTOH，〒 100-0006　東京都千代田区有楽町 1-13-1　株式会社第一生命経済研究所，主任研究員
*2 Akihiro TOYOTA，中国労災病院治療就労両立支援センター，所長

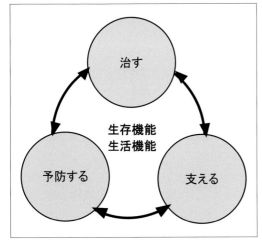

図 1. 命と生活を守る 3 つの医療

を受けやすい．社会復帰への支援については，症状・生活が一旦安定してもその安定は比較的崩れやすいということを踏まえ，患者の QOL に対する中長期の視点も求められる．

ここでは，脳卒中患者への支援環境の概観として，まず脳卒中疾患に伴う後遺症が「厄介」をもたらすが検診などの医的介入に大きな変化はみられないこと，支援の拡充に伴いその選択肢が増加した中，総合的な支援ニーズが高いこと，復帰支援には社会的な理解も求められることを確認したい．

1．脳卒中の特徴，厄介の影響

脳卒中の特徴は，一言でいうと他の疾患と比べて，厄介を伴うことが圧倒的に多いことである．その病状は多様で，後遺症障害を伴うことが多く，発症から数十年間の経過の中で変化することも特徴の一つとされている．このために生じる厄介は，① 後遺症障害が日常をままならぬ生活に一変させ，その生活が続くこと，② 必要となる介助などに周囲を巻き込むこと，③ 発症により公共の場で突発的事故などを招き，第三者を巻き込む危険性を孕んでいることなどである．脳卒中の発症は時間や場所を選ばない．また，これまでも問題視されてきた老老介護，介護離職，独居・孤立に加え，最近ではダブルケア，ヤングケアラーなどといった，世帯レベルでの新たな生活課題が顕在化している．高齢社会が進展する中では，今後，こうした事象，生活課題の増加が危惧されるところである．このような中で，再発率が高いとされ

る脳卒中患者の三次予防，発症の危険因子を持つ家系・家族への予防における検診啓発など，医的介入については，従前と比べ際立つ支援の機運はみられない．

2．支える医療と求められる総合的診療と適切なサービス利用選択

脳卒中の後遺症は多種多様であるが，そのニーズに対応する医療・介護などの支援サービスも多様化している．医療の専門分化は，各分野の専門性を高めた．その専門性，サービスを享受する側の患者にとっては，それらを容易に選択し，アクセスできる体制が望まれる．医療は大きく分けて，予防する，治す，支えるに分類されると思われる．（図 1）．この 3 つの医療の専門性は総合して患者の命（生存機能）と暮らし（生活機能）を守るものと考えられる．患者にとっては，健康不安を感じるときに専門性の高い医療が揃えられていて，必要となる医療にアクセスしやすい環境が望まれている．

介護サービスについては，介護保険で提供されるサービス毎に配番されるサービスコードが約 2 万 5 千件にもなっていて，サービスが拡充したものの，提供者側でもわかりにくい状況となっていることが公表されている[2]．様々な支援が拡充傾向の中，適切な支援の選択と利用の重要性は高まっている．長寿化した現代では，医療は救命・生存機能に加え，生活機能の維持・向上にも貢献する不可欠なものとなっている．生活を支える支援は，介護，福祉の分野にも及ぶが，給付には医的診断を条件付けられる支援・サービスも少なくない．このことからも医療が介護，福祉の支援と完全に切り離せないことがわかる．患者の適切なサービス選択の面では，それを容易にするための総合案内，支援のニーズが高まっている．

3．国際生活機能分類からみえる社会の理解の影響

脳卒中患者への各種支援のアウトカムとして，心身機能が回復・向上することが望ましい．しかし患者は，回復期待が持てない障害を抱える場合

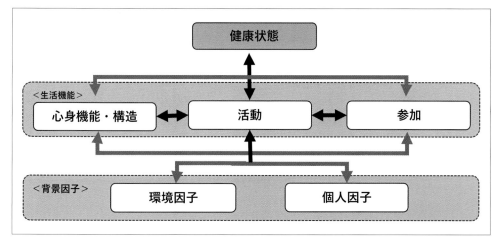

図 2. 国際生活機能分類

がある．そのような場合，患者はどのように心身機能の障害と向き合えば良いのだろうか．

身体機能・構造の問題に対しては，世界共通の捉え方が普及してきている．それは WHO が提唱した国際生活機能分類による健康観であり，心身機能の障害は健康を構成する一つの要素であるとしたモデルである（**図2**）[3]．このモデルでは，生活機能の要素と背景因子の要素が，すべて相互に作用し合うというもので，障害を生活全体で捉えることによって，他の要素の作用により障害を軽減できるとしている．健康を保つためには参加や環境因子といった，社会の理解・支援も影響していることが窺える．

社会復帰の支援における問題

社会復帰への支援環境を概観し，支援の方向性を確認した．そのような中で，患者・家族視点で考える本当に必要な支援は何だろうか．

大きな問題の一つは，必要な情報・支援があっても患者・家族がそれに辿り着けない，支援を十分享受できないでいることではないかと考えている．必要な支援は患者・家族の「辿り着けない」を減少させ，患者・家族の支援獲得力を補う，中継的，伴走型支援ではないかと考える．ここでは問題として日本脳卒中協会が指摘している課題の一部[4]，1. 必要な情報の不足，相談支援機能が不十分といった問題の他に，2. 社会参加・就労復帰に内在する均衡の問題，3. 支援先との意思疎通にお

ける患者の内面的弱さの問題を挙げる．

1. 必要な情報の不足と相談支援機能が不十分という問題

支援を得るための一連の行動を言葉に置き換えると，「調べる」「尋ねる」「やりとりする」ということになるかと思われる．これらを統合して本稿では「支援獲得力」とする．一口に患者といっても「支援獲得力」は様々で，支援の提供者としても患者を標準化して捉え難くなってきており，支援の選択・決定にも苦慮するところかと思われる．

一方，患者・家族が必要になる情報は難解なものが多く，相談には複数の専門性に通じる一定以上の理解力が要る．したがって，情報や相談のニーズを満たす水準には，患者・家族の力だけでは到達し難いのが現状だ．一般に医療，介護，福祉といった分野の情報は，患者・家族にとって複雑で難解であるとされる．特に医療分野がそうである．理由は，専門用語など日常生活で使わない，耳慣れない言葉が多用され，それを理解するには知識が求められるためである．さらに，サービス報酬を算定する関連の制度改正が定期的に行われることも，一層わかりにくくしている．

実際に脳卒中患者の相談においては，疾患の症状が多様なことから，案件が複合的で複数の専門性に絡むことが多い．このため患者は専門相談窓口のいくつかを訪ねることになる．窓口の役割分担は担当者の責任分担の境界を明確にし，責任外に踏み入れることをできなくしている．関連窓口

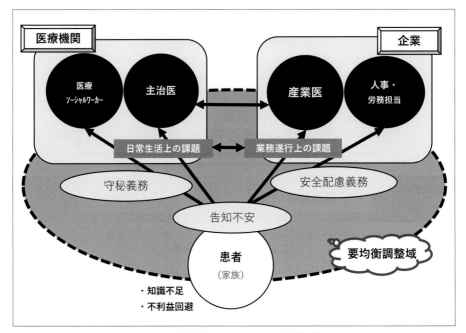

図 3. 就労復帰に内在する均衡関係

に患者をつなぐその責任の所在は曖昧・不明確なことが多く，大半は患者・家族の対応力に委ねられている現状がある．相談先が散在していて移動を強いられることも少なくない．患者・家族にとっては相談案件が包括的に受けとめられない現状がある．

2．社会参加・就労復帰に内在する均衡の問題

社会復帰の支援の一つに就労復帰支援がある．経済社会に生きる勤労者にとっては就労が生活の糧を得る手段であり，キャリア形成の観点からも重要だといえる．「就業していた障害者の最大のQOLは再就労することである」として勤労者医療の分野において，かつてより，脳卒中患者の早期の就労復帰に向けた研究があり[5][6]，その知見は現在に引き継がれている．

被雇用者である患者の就労復帰の過程では患者（労働者）側と医療機関側，企業側のそれぞれにコミュニケーションを阻むような要因が存在し，複雑に絡んでいる（**図3**）．

それは，産業保健スタッフ側の安全偏重になりがちな安全配慮義務，主治医（医療機関）側の患者の同意なしには情報提供ができないといった守秘義務，労働者側の不利益・誤解回避のために生じる，症状などの告知に対する消極性の存在だ．さ

らに職場での公平性の観点から，周囲の理解が必要で労働者間に軋轢が生じないよう，状況によっては配慮・調整が求められることになる．

そのような均衡関係の中で，患者は復帰に向けて関係者との情報連携と相談を重ねつつ手続きを進めることになる．就労復帰支援においては，患者側にもそれぞれの支援者の立場・視座，関係性を理解することが求められるのかもしれない．

3．支援先との意思疎通における患者の内面的弱さの問題

医療や介護・福祉分野の専門家である医師などとのやりとりにおいて，患者・家族には心理的問題として遠慮が存在する．この遠慮が過剰になると意思疎通を妨げ，相談の敬遠，患者の独断専行を招く懸念がある．患者の遠慮は日本文化に根付いた「分をわきまえる」という社会的規範[7]と「過剰な負担を他人にかけてはいけない」などの周囲から醸し出される役割期待に応えた行動であると思われる．患者は，医療などの専門家から施しを受ける立場にあり，しかも専門家との知識格差が負い目となる．さらに，「過剰な支援の負担は避けるべき」との社会的要請も遠慮を発生させがちになる．

また，遠慮は患者を診療から遠ざけ，独断を助

長する方向にも作用する．こうした患者行動の傾向が重症化リスクを放置させることになりかねない．例えば，痙縮の進行である．リハビリテーションに従事する関係者の間では，片麻痺の多くにみられる痙縮は，自然体の生活では不均衡を増大させ，拘縮などへとよからぬ症状に進行させることが知られている．その他に目視だけでは判断し難い症状の進行疑いなどもあろう．早期発見・早期治療，重症化防止の観点から医療が介入すべき事象が潜在化しているのではないだろうか．

遠慮の問題は根深く，専門家とのやり取りだけに限らない．「頼めばいいじゃないか」といわれるが，「頼む」という行動は「他人に迷惑をかけないように」という環境で育ってきた患者にとって，決して容易なものではない．一例を示すと，士業などの業務書類を大量に扱う職務に復職した人のケースである．後遺症の片麻痺のために書類を引き出すことはできても，元に戻すのが困難となった．重要書類を封筒やファイルから取り出せても，元に戻す作業に想像以上に苦慮していたことが理解できる．上司やかつての部下を含めて周囲に頼む心理的負担，自身の尊厳，価値観との葛藤もあって精神的ストレスが蓄積し，結局中途退職を選択した．

地域共生社会への期待

地域共生社会の実現を目指す中で，前述した社会復帰への支援上の問題に対してその支援はどのような方向付けができるのだろうか．厚生労働省は，地域共生社会の実現に向けて身近な市町村で包括的な支援体制を推進するために，新たな3つの支援事業を創設すべきであるとしている．その内容は，① 断らない相談支援，② 参加支援，③ 地域づくりに向けた支援である．また，対人支援で求められるアプローチは，本人を中心に"伴走する"意識を共通基盤として，課題解決を目指すものとつながり続けることを目指すものとの組み合わせが必要だとしている．これらを踏まえ脳卒中患者の社会復帰支援として，1．これからの相談

体制，2．患者参加と社会の理解，3．地域づくりとしての情報アクセシビリティについて期待を述べる．

1．これからの相談体制

脳卒中に関する相談体制も身近な地域で包括的・総合的に受けとめられる体制が望ましい．脳卒中患者の社会復帰の側面においても，伴う問題は複雑であることが多い．脳卒中特有の多様で個別性が高い症状の変化に応じ，相応する専門家の介入が求められるからだ．また，脳卒中患者は他の疾患，疾患以外の課題を抱えていたり，同居者・支援者の問題を抱えていることがある．それらが症状に影響することもあるため，問題の把握は，もはや患者の暮らし，生活全体で把握する必要性が高まっている．また円滑で有用な相談のため，患者の「支援獲得力」に応じて不足する力を補う伴走型支援の充実が求められる．

その具体的な対応として，1)脳卒中に関する包括的相談支援センターの設置とセンター拠点間の連携体制の整備，2)相談拠点間の連携体制の地域内整備に期待を寄せる．

1）脳卒中に関する包括的相談支援センターの設置とセンター拠点間の連携体制の整備

脳卒中関係の包括的な相談に対応できるセンターの設置が望まれる．併せて現存の相談機能を補完するような各地域拠点との有機的な連携体制が望まれる．センター機能としては，a)正しい情報の提供，b)拠点機能の補完的連携調整，c)相談案件情報の集約などを期待したい(**表1**)．

2）相談拠点間の連携体制の地域内整備

地域内においては，行政との協働のもと，a)脳卒中に関係する相談窓口ネットワークの整備とb)案内体制の整備に期待したい(**表2**)．

このような対応は，患者・家族のアクセシビリティーを高めるだけでなく，住民の安心，脳卒中患者支援関係者の多職種連携の促進などにも資するはずである．

2．社会参加と社会の理解

ここでは，社会参加への支援として，1)就労復

表 1. 脳卒中に関する包括的相談支援センターに
期待する機能

> **a ）信頼のおける情報の提供機能**
> ・相談の拠点・対応者は情報が氾濫する現状で，情報の信頼度を見極めるためにも重要
> **b ）地域拠点に対する相談機能の補完機能（ネットワーク連携）**
> ・地域拠点に対する，地域内の相談機能のフル活用点検相談・示唆
> ・地域外ネットワークの援用・検討調整（リファー中継）
> **c ）相談案件情報の集約など**
> ・情報集約による傾向把握と対策・体制検討
> ・相談対応支援の質的向上・標準化の推進

帰による社会参加，2)就労復帰以外による社会参加，3)患者参加への社会の理解について言及する．就労は帰属する事業所，住居が所在する地域社会への参加を意味する．社会参加は孤立化を防ぎ，社会基盤を安定させる原動力ともいえる．脳卒中患者のさらなる社会参加の余地を考えたい．

1 ）就労復帰による社会参加

現在，「働き方改革」の改革の一環として推進されている「仕事と治療の両立支援」における「トライアングル型支援」の普及・拡大を期待したい．

この支援は，両立支援コーディネーターが患者に寄り添い，主治医，会社・産業医との円滑な連携，調整を担う支援であり，前述した就労復帰に内在する均衡の問題（**図2**）を解消する．具体的には復帰への関係者間の意思疎通を円滑にし，判断の決定を適切に速やかにする．併せて患者の不安軽減，精神的な安定に大きく寄与する[8]．患者に寄り添いながら目標に進む，まさに伴走型支援である．

こうした支援体制は，復帰後の「仕事と治療の両立支援」と捉えられがちだが，復帰行動そのものにおいても効用を発揮する．

このような支援モデルの普及に向けて，伴走型支援の役割を担う人材，両立支援コーディネーターの養成の必要性にさらに関心が深まり，コーディネーターへの協力・支援が高まることを期待したい．

2 ）就労復帰以外による社会参加

社会参加は福祉的就労を含め，就労の問題だけに限らない．社会参加は何かしらの役割を果たすという観点から**表3**のようなことも考えられる．脳卒中患者の参加機会の拡大に期待したい．

表 2. 相談拠点間の連携体制の地域内整備

> **a ）脳卒中の関連相談窓口を体系的に総覧できる体制の整備**
> ・利用可能な相談窓口を網羅的把握・利活用を容易にする
> 【背景】脳卒中に関係する相談窓口は多岐にわたり，利用漏れしやすい
> **b ）a)の周知徹底：医療・介護・福祉などの従事者を軸とする案内体制の整備**
> ・脳卒中に関係する医療・介護・福祉関係従事者が患者・家族から尋ねられても，圏内の相談窓口を網羅的に案内できる体制の構築・推進．
> 【理由】脳卒中患者・家族との接点が日常，多いのが医療・介護・福祉の従事者．（患者の生活機能を支えるという共通点を持つ）

表 3. 脳卒中患者の参加機会の拡大

> **a ）利用者評価を提供する役割**
> ・利用者としての意見・要望などは，サービス向上の観点から有用である．利用上の問題把握，当該支援の必要性の確認，住民のコンセンサスなどをもって，地域社会資源の活用・確保にもつなげる
> **b ）支援の提供側・受け手側での問題を共有する役割（地域コンセンサス）**
> ・ケア会議等への参加．（提供側・受け手側双方での意義・価値観共有）
> ・日常の患者教育等も留意すべき事項：参加者には，その場が有意義にすべく参加者として，相応の役割を果たすことが求められる．保健などの関連学術会議では国際的にも患者参加を促す動きがみられる．
> **c ）患者のピアサポートとしての役割（治療の経験からの生活工夫，知恵など活用）**
> ・患者のピアサポートの有効性は，孤独感を軽減する他に病気・障害に向き合う力を後押しすることが知られている．この効力を，各相談窓口に援用・連携することも一手と考えられる．

3）患者参加への社会の理解

市民啓発として脳卒中への正しい理解を広めることは，予防対策と併せて，脳卒中患者への障害理解にもつなげることができる．具体的には，協働によるシンポジウム，研修会，イベントなどの実施によるものである．その他に日常教育，専門家養成教育における新たなカリキュラム導入などが考えられる．そこから波及する学び合う機会の増大が新たな協働にも結びつくことを期待したい．そのような交流機会には，相談拠点の連携体制などに繰り返し触れることも，教育・宣伝に資するものとして期待できるだろう．

3．地域づくりとしての情報アクセシビリティの向上

「誰でも必要な情報につながる，利用できる環境」である情報アクセシビリティが整備され続けることが求められる．求められる情報は取り巻く状況によって変化し，更新されるからだ．脳卒中患者・家族にとっての情報不足の解消，自立支援を後押しする，社会復帰への支援基盤の整備として，情報アクセシビリティの向上に期待する．

1）健康・安心のための情報アクセシビリティ

脳卒中患者は退院後の生活で，想像を超える現実に直面する．自身の疾患において将来起こり得る変化やこれからの治療や対策，必要となる装具などの費用，収入についても不確かなことが多い．このような不確かさは情報の欠如に加え，入手した情報に確信が持てないことによる．こうした不確信が患者を取り巻く不安を拡大させる環境となっている．これらの不安軽減に向け，少なくとも求める情報に辿り着くための足がかりとなる情報にアクセスしやすい環境の整備を期待する．

2）生活全体として情報アクセシビリティ

脳卒中患者だけでなく，傷病などのため生活を立て直す危機に直面する局面では，治療・ケアなどの関連情報へのアクセスが優先される．しかし生活全体は，レジャーや文化活動などの楽しみもあって成り立っている．よって生活を支える情報は広範で，必要情報も多分野，多機関，多担当に及ぶ．脳卒中患者・家族の情報のアクセシビリティを考えると，これまでの分担を超えて関係者と患者・住民を巻き込む協働の対応が必要となる．環境整備には，ユーザーである患者目線，住民目線での配慮が進むことを期待したい．

情報媒体はデジタル情報のアクセス面を中心に議論は展開されると思われるが，人的ネットワークによる口コミなども有用なアクセシビリティの要素である．従前の情報提供・共有手法も考慮した総合的な観点からの情報アクセシビリティの向上が望まれる．

総じて，伴走型支援の充実を期待したい．その伴走に社会の理解と合意が得られ，その伴走距離が延長されることで，支援の幅が広がったり，新たな役割が見出されたりするかもしれない．そこから，新たな支え合う関係性が生まれ，支援効果をより享受し合えるようになることを期待したい．

おわりに

支援の提供側からすると支援を用意しても届かない，受け手側からするとその支援に辿り着けないという状況がある．この課題の解決は決して容易ではない．しかし「必要な支援を包括的に提供する」という普遍的な価値の共有のもと，「協働」の実践を重ねることで，解決を探りながら前に進むことが求められている．

高齢者数が増加し，医療，介護ニーズが増え続ける2040年問題を控えた今日，この局面の認識を共有し，新たな支え合う関係への意識が涵養される．そうした中で，これからの脳卒中患者の社会復帰を支える対応とその応用によって，脳卒中患者に限ることなく一人ひとりの尊厳が尊重され，役割を持って参加できるように，包摂的で活力があり続ける社会の実現を願ってやまない．

脳卒中にならない，脳卒中になっても頑張れる社会の実現を期待する．

文　献

1) 厚生労働省：地域共生社会に向けた包括的支援と多様な参加・協働の推進に関する検討会最終とりまとめ. 令和元(2019)年12月26日.〔https://www.mhlw.go.jp/stf/shingi2/0000213332_00020.html〕

2) 厚生労働省：第186回社会保障審議会介護給付費分科会. 令和2(2020)年9月30日.〔http://www.mhlw.go.jp/stf/newpage_13726.html〕

3) 厚生労働省：第5回循環器病対策推進協議会資料.

4) 上田　敏：ICFの理解と活用, pp. 32-35, きょうされん, 2014.

5) 豊永敏宏：脳血管障害の職場復帰モデルシステムの研究開発社会的支援(ソーシャルサポート)の課題. 日職災医誌, 59(4)：179-183, 2011.

6) 徳本雅子ほか：脳血管障害リハビリテーション患者における早期職場復帰要因の検討. 日職災医誌, 58：240-246, 2010.

7) 久保　進：言語行為から見たラポールマネジメント「遠慮」という言語行為. 松山大学論集, 17(2)：161, 2005.

8) 豊田章宏：治療両立支援事業：脳卒中リハビリテーション分野の2016年度進捗状況. 日職災医誌, 65：303-308, 2017.

MB Med Reha **No.260**：23-28, 2021

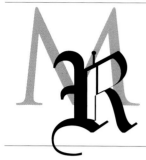

特集／脳卒中患者の社会復帰を支える

脳卒中後の社会復帰における困りごと
—患者会アンケート調査より—

秋山美紀[*1]　藤岡知大[*2]

Abstract　脳卒中を経験した者やその家族が，発症後に治療を経て地域生活に復帰し，日常生活を維持・継続する間にどのような困難を経験してきたのか，どのような支援や情報などを求めているのかを把握するために，全国の脳卒中患者会を通じてアンケート調査を実施した．その結果，(1)治療や制度が分化されており一貫した支援が得にくい，(2)地域生活におけるリハビリテーションやケアが十分でない，(3)働くことへの支援が不足している，(4)失語症という後遺症に対する支援や理解が不足している，(5)脳卒中に対する社会の理解が不足している，という5点の課題が浮き彫りになった．脳卒中はそれまでの人生を一変させる重篤な疾患である．予防や早期治療が重要なのは当然であるが，たとえ様々な後遺症が残ったとしても，安心して希望を持って暮らしていけるよう，各種制度の切れ目をなくし充実させていくことが求められる．

Key words　脳卒中(stroke)，社会復帰(rehabilitation)，困りごと(difficulty)，後遺症(post-stroke complications)，社会的包摂(social inclusion)

はじめに

　脳卒中の症状は発症部位によって様々であり，急性期・回復期を経てもなお，身体面・精神面における重篤な後遺症を残す者が多い．患者が社会復帰する際の困りごとや求める支援は，後遺症の種類や重篤度と，家族構成や職業など本人が持つ資源の多様性との組み合わせから，非常に個別性が高い．一人ひとりの脳卒中患者が治療を経て，再び社会で生活をしていくうえで，どのようなことに困ったのかを把握することは，支援のあり方を検討するうえで重要である．

　これまで我が国において，脳卒中を罹患した者やその家族が，発症後に治療を経て地域生活に復帰し日常生活を維持・継続する間に，具体的にどのような困難を経験しているのか，どのような支援や情報などを求めているのか，網羅的に調査が行われたことはなかった．そこで，本稿筆者を含む日本脳卒中協会の患者・家族委員会は，2019年に全国の脳卒中患者会を通じて，脳卒中経験者（本人・家族）が，これまでの治療や生活上の経験を通じて感じてきたニーズを体系的に把握するためのアンケート調査を実施した[1]．このアンケートは，循環器病対策推進基本計画の策定を見据えて，脳卒中患者・家族を取り巻く環境を改善し，生活の質を向上するための具体的施策を検討するための基礎資料とすることを目的に実施したものである．

　本稿では，その調査から，特に社会復帰における困りごとに焦点を絞り，その内容を報告するとともに，取り組むべき方策を示す．

[*1] Miki AKIYAMA，〒 252-0882　神奈川県藤沢市遠藤 5322　慶應義塾大学環境情報学部／慶應義塾大学大学院健康マネジメント研究科，教授
[*2] Tomohiro FUJIOKA，同大学大学院健康マネジメント研究科

表 1. 回答者の属性

アンケート回答者 (n=567)	n	%	脳卒中患者の性別 (n=567)	n	%
脳卒中患者本人	279	49.2%	男性	410	72.3%
患者の家族	213	37.6%	女性	150	26.5%
両者	8	1.4%	無回答	7	1.2%
無回答	67	11.8%			
調査回答時の患者年齢 (n=567)	n	%	脳卒中発症時の患者年齢 (n=567)	n	%
20代	3	0.5%	10代以下	8	1.4%
30代	4	0.7%	20代	10	1.8%
40代	26	4.6%	30代	35	6.2%
50代	77	13.5%	40代	97	17.1%
60代	149	26.4%	50代	160	28.2%
70代	214	37.7%	60代	143	25.2%
80代	71	12.5%	70代	67	11.8%
90代	4	0.7%	80代	8	1.4%
無回答	19	3.4%	無回答	39	6.9%

アンケート調査の方法

　日本脳卒中協会が，全国の脳卒中関連の患者会に呼びかけ，協力に応じた8団体の会員1,544人を対象とし，郵送法で2019年の5，6月に質問紙を配布し，同年7，8月に回答を回収した．

　質問項目は，大きく，①年齢や性別，発症時期，障害の種類・等級などに関すること，②急性期や回復期の病院での経験，③退院後の生活支援や介護サービスの利用と経験，④就労や復職に関すること，⑤脳卒中の情報提供体制に関すること，⑥脳卒中経験者の社会参加についてである．それぞれ選択式と自由記載欄とで構成した．選択式の回答については度数と割合を記述し，自由記載欄の記載は内容分析法に則り，カテゴリーごとに記載の内容を分類した．

結　果

1．回答者の属性

　31都道府県に在住する567名の脳卒中経験者または家族から回答を得た（回答率37%）．回答者は，本人が279名（49%），家族213名（38%）であった．患者の性別は，男性410名（72%）であった．回答時の年齢は70代が38%と最も多かったが，脳卒中発症時の年齢は50代が28%と最も多く，次いで60代（25%），40代（17%）であった．回答者のうち50代以下で脳卒中を発症した者は計310

名（55%）であった（表1）．8団体を調査対象としたものの，回答者の7割以上（418名）は日本失語症協議会の会員であった．回答者の居住地は北海道から沖縄までの31都道府県で，このうち関東（東京，神奈川，埼玉，千葉，茨城，栃木，群馬）が回答者の47%であった．回答者の8割以上が家族と同居しており，独居は11%であった．

2．主な困りごとの概要

　選択式回答と自由記載欄に記載された回答から，脳卒中患者の社会復帰における困りごとは，大きく5点に集約することができた．すなわち，1)治療や制度が分化されており，一貫した支援が得にくい，2)地域生活におけるリハビリテーションやケアが十分でない，3)働くことへの支援が不足している，4)失語症という後遺症に対する支援や理解が不足している，5)脳卒中に対する社会の理解が不足している，という5つの困りごとである．以下にその概要を示す．

1）治療や制度が分化されており，一貫した支援が得にくい

　1点目は，治療や制度が分化されていることに起因して一貫した支援が得にくいという困りごとであった．この中には，退院後の生活の見通しや必要となる情報が治療期に十分に提供されなかった，退院時の引き継ぎや連携が不十分であった，地域生活に必要な制度やサービスの情報が十分に得られなかったという内容が含まれていた．

表 2. 治療や制度が分化されており一貫した支援が得にくいことに関する主な記載

退院後の生活の見通しや必要な情報を治療中に得られない
- 発症当時は気が動転していて，何を訊いて良いかもわからない．本人も家族も現実を受け入れるのが難しく，気持ちも頭もいっぱいいっぱいだった．
- 急性期病院では詳しい説明もなく，担当医と話す機会もなく，リハビリテーションの病院は自分で探して転院した．
- 治療の計画や治療後の見通しの説明がほしかった．大切な事項についての文章，説明，記録がほしかった．
- 退院後の自分に何ができるか不安でいるときに，誰に相談したら良いかわからなかった．相談窓口があったことも知らなかった．
- 退院後の実際の生活がどのようになるのか具体的に教えてもらいたかった．障害等級の説明などもしてほしかった．

転院・退院時の引き継ぎや連携の不足
- 急性期病院の紹介で転院した先の回復期リハビリテーション病院とは連携が取れていなかった．
- 転院の際，医師からの申し送り事項がきちんと実行してもらえなかった．患者の状態を把握して治療にあたってほしかった．
- 回復期病院を早く退院させられた際，地域のリハビリテーションとの連携や相談などは一切なかった．通院終了後にどのようなサービスを受けたら良いのか，病状にあったアドバイスをいただきたかった．
- 半年入院して診てもらってた病院に，「じゃ，あとは自分でがんばって」と，放り出された感じがした．

地域生活に必要な制度やサービスの情報が得られない
- 退院後のことすべて，自分から情報を取りにいかなければ得られなかった．何のサービスが使えるのか，どんなサービスがあるのかなどわからず，日々を過ごしている人は多いと思う．
- 誰に何を相談していいのかがわからなくて，すべてが初めてのことなのでとても困った．介護サービスや施設について調べるのに時間がかかり，家族は疲れ切った．
- 地域で暮らす患者が適切なサービスを選べるよう，医療，心理，生活，福祉，その他をトータルに詳しい情報を提供してくれるような相談センターがほしかった．
- 脳卒中の後遺症，特に，失語症，高次脳機能障害を持つ人の社会復帰は困難がある．互いに支え合う場，相談できる拠点が絶対に必要．

制度や手続きが縦割りで煩雑
- 市役所では，障害の部署も何か所にもまたがり，介護も何か所にも分かれており，自分に知識がないとかなり損をするシステムだと感じた．障害年金で難病認定，自立支援医療など知らずに過ごしている人もいると実感した．
- 自分で必死に年金も手続きし，手帳，難病，障害者の受給者症を取得したが，市役所の窓口が5つも6つもに分かれていて全部行かなければならなかった．
- 役所では，自分の障害・後遺症についてお話をしてもなかなか理解してもらえず．何を言っても「決まりですから」の繰り返しで，泣きたい思いだった．
- 自ら申請しないと十分な支援をしてもらえない．行政サービスがもっとわかりやすくなると良いと思う．

入院中の相談支援体制に関しては，急性期病院では45%，回復期リハビリテーション病院では33%が，利用しづらく不満であったと回答した．自由記載欄には，特に「退院後の生活がどのようになるのか具体的に知りたかった」という意見が多く書き込まれていた（**表 2**）．また，転院や退院に際しての連携について不満だったと回答した者は急性期病院で29%，回復期病院で25%おり，自由記載欄には「回復期病院を退院させられた際に，地域のリハビリテーションとの連携や相談がなかった」「退院の際に『これで病院は終わり，あとは自分で頑張って』と放り出された感じがした」など，地域生活に移行する際の不安や不満が多く記載されていた．

地域において，自宅での生活を支援する制度やサービスの情報を十分に得ることができたか，という質問に対しては，31%が否定的な回答であった．障害とともに生きていくために必要な様々な制度や手続きが縦割りで煩雑でありとても困ったという記述も多かった（**表 2**）．

2）地域生活におけるリハビリテーションやケアが十分でない

2点目の大きな困りごとは，地域で思うようなリハビリテーションが受けられないということで，自由記載欄の記載数としては最も多かった．訪問サービスや通所サービスのメニューや内容について不満のある人は27%，自宅生活にあたっての住宅改修や必要な装具の調整について不満のある人は23%であった．地域生活において保険適用外のリハビリテーションを自費で受けていると回

表 3. 地域生活におけるリハビリテーションやケアが十分でないことに関する主な記載

地域で思うようなリハビリテーションが受けられない

- 発症後6か月で病院でのリハビリテーションを打ち切られて困った．地域に受け皿として充実したリハビリテーションのシステムが欲しかった．地域生活でのリハビリテーションの質を上げてほしい．レベルアップを求める．
- 運動麻痺や失語は一生続くものなので，サービスの期限を切らず一生安心して続けられるようにしてほしい．リハビリテーションで色々なサービス（個人へのストレッチ，歩行運動への指導など）を打ち切られたのは納得できなかった．
- 急性期以降のケアとリハビリテーションの改善を望む．脳卒中患者にも可能性と未来はあるという前提で，リハビリテーション期間を伸ばしたり，回数を増やしたり，施設も増やしてほしい．
- 地域に装具などの状態を判断してくれる場がなく，情報も得られなかった．リハビリテーションをもっと身近にし，装具などを作りやすく，治しやすくしてほしい．
- 地域の PT などとつながりが持てる場があると良い．病院以外でもリハビリテーションや運動の相談ができる，体力に応じて装具を変えられるなど，このような出張相談でも保険が使えるとありがたい．
- 特に言語訓練のリハビリテーションは地域では皆無に等しく，とても困っている．
- デイケア施設は利用者の支給限度基準に基づくものであるが，年齢体力・能力などの違いがあるので一人ひとりに合ったケアをしていただきたい．デイケアにリハビリテーションの専門職を入れてほしい．

表 4. 発症時の職業別の復職の割合

以前の雇用形態（n＝567）	n	%*	復職できた人	%**
正規雇用の会社員・公務員・教員等	238	42.0%	95	39.9%
個人事業主・店主・農業	68	12.0%	15	22.1%
非正規雇用の会社員・公務員・教員（アルバイト・パート含む）	52	9.2%	12	23.1%
会社経営者・役員	31	5.5%	15	48.4%
無職・定年退職	114	20.1%		
専業主婦・主夫	49	8.6%		
その他	7	1.2%		
無回答	8	1.4%		

*%は，全回答者に占める割合．**%は各雇用形態に占める復職者割合

答した者は90名（16%）であり，自費で利用しているリハビリテーションの種類は，理学療法，作業療法，言語訓練が合わせて23名であった．地域で思うようなリハビリテーションが受けられないという困りごとに関する主な発言を，**表 3** に示す．

3）働くことへの支援が不足している

3点目の大きな困りごとは，働くことへの支援の不足であった．回答者のうち，脳卒中発症時に仕事をしていた者は389名おり，そのうち退院時に復職を希望していた者は227人（58%），迷っていた人は48人（12%）で，両者を合わせると7割が再び仕事に就くことを希望していた．それら脳卒中発症時に有職者だった者の雇用形態別の復職率は，会社経営者など（48%），正規雇用会社員など（40%），非正規雇用（23%），個人事業主・店主・農業（22%）であり，希望していても職に就けなかった者が過半数を占めていた（**表 4**）．

さらに脳卒中後に何らかの就労ができたと回答した166人に対して，就労支援体制への満足度を

訊ねたところ，不満を感じていた者は76人（46%）であった．職場復帰や就労に関する自由記載欄には，働きたかったが，障害に対応した職場環境が整備されておらず，就労はできなかったといった記載が散見された．職場や通勤中における周囲の理解や思いやりを求める声も多かった（**表5**）．

4）失語症という後遺症に対する支援や理解が不足している

回答者のうち失語症の後遺症のある者は77%を占めており，地域生活において言葉が出ないことやコミュニケーションができないことへのサポートが欠如しており困っていること，言語リハビリテーションを受けられる場が地域に不足していることの指摘が多くを占めた．人の話を理解できなかったり，自分の意見を伝えることができないために，社会生活のすべての場面で困難が生じており，また仕事ができないために家計も困窮しているにもかかわらず，障害者制度における障害等級区分も，介護保険制度における要介護度も，

表 5. 復職や就労に関する主な記載

職場復帰・就労に際しての苦労

- 通勤中のバスでは席をゆずってもらえず，会社には階段しかなくトイレへの移動が大変で，トイレに間に合わないこともあった．職場のバリアフリー化，自家用車通勤でも停められる駐車場を望む．
- 一般企業が，もっと障がい者について理解し，寄り添った気持ちで仕事に従事できる環境を整えてほしい．脳卒中になった人の気持ちや，普通の方より，何倍も疲れることを理解してほしい．
- 会社の復帰プログラムの説明をしっかり受けておらず理解できていなかったため，途中で復帰できなくなった．
- 失語症という病気そのものが理解されておらず，本人も職場の方も，どう対応して良いのかわからず，数か月でギブアップとなった．収入がないと生活が成り立たなくなるのでとりあえず出社したような感じで，本当の意味での就労ではなかった．
- 48歳で脳卒中になった．その年齢は，家，子どもなど，一番お金が必要なときだった．障害者の就職説明会に何度も行ったが，若者優先でなかなか職に就くことができなかった．脳卒中になって一番大変なことは退院後の生活．仕事をしなければ生活はできない，家族を養うこともできない．
- 就労年齢で失語症を含む高次脳機能障害を持つ人に対する就労支援については，全く不足している．対象となる患者数が少ないことも一因だと思うが，病院でも日常生活が送れるようになればそれで十分，としている面があると思う．

軽い分類に認定されるといった指摘も散見された．また，会話が難しいことを相手に伝えられずに困っているといった声もあり，失語症の特性を踏まえた支援や失語症でもわかるような情報提供のあり方などがニーズとして浮かび上がった．求めることの記載欄には，失語症について社会全体の理解の促進を求める声があった．

5）脳卒中に対する社会の理解が不足している

本アンケート調査では，回答者の7割が「脳卒中経験者の声が医療政策に反映されてない」と感じていた．自由記載欄には，社会の脳卒中への理解の不足を指摘する声が多く書かれていたが，その内容は，脳卒中という疾患そのものに関する啓発を訴える声と，様々な障害を抱えて生きる人たちへの理解と思いやりを強く求める声とがあった．

後者の障害を持って生きる人への理解に関しての具体的な記載には，「脳卒中後に今までとは全く違う生活を強いられる本人とその家族は，本当にそのケアを受けるための手続や更新が大変なことを理解してほしい」「患者の気持ちになって治療やケアをしてほしい」「どんどん社会から取り残されていくという疎外感が増している」「脳卒中になって，一番大変なことは退院後の生活．仕事をしなければ生活はできない，家族を養うこともできないということへの理解が足りない」「（高次脳機能障害などで）脳が壊れると電話もできず，話もわからず，仕事はない．障害者等級の軽さに世の中の無理解・不勉強・無関心を感じる」「行き場がなく，家の中に閉じこもってしまう人を出さない体制にするため様々なケアの場を地域に作る必要がある」「患者（家族）が希望を持って生きていけるような社会であってほしい」といったように，個々人の経験に基づき，周囲の人々や職場，行政，医療者，ケア提供者といった多方面への理解を訴える多彩な声があった．

取り組むべき方策

本調査は我が国で初めて，脳卒中の当事者が治療から生活期に至る期間で何に困っていたのかを明らかにした調査である．上記の5つに集約された困りごとに関して，取り組むべき方策を論じる．

第1の困りごと「治療や制度が分化されており，一貫した支援が得にくい」に関しては，① 各医療機関が入院期間，治療計画，予後の見通しなどをしっかり説明すること，② 転院や退院にあたっては患者の意思を尊重しながら必要な情報を転院先や退院後の支援機関と共有すること，③ 脳卒中地域連携パスは前方（急性期病院や回復期リハビリテーション病院）から後方（地域のかかりつけ医，機能訓練事業や福祉サービスなど）の連携へ確実につなげるようにすること，④ 脳卒中の当事者や家族が発症から生活期に至るまで，その時々に必要なサービスにつながっていけるよう相談支援機能を充実させること，⑤ 当事者が必要とする情報が当事者に理解できる形で提供されること，が求められる．

第2の「地域におけるリハビリテーションやケアが十分でない」という困りごとについては，① 個々人が自分に適したリハビリテーションを，医療・介護・障害の制度を横断して利用できる仕組

みをつくること，② デイサービスなどの場に疾患特性を理解した理学療法士・作業療法士・言語聴覚士がかかわること，③ 障害者総合支援法のもとでのリハビリテーション事業所の拡充，といった方策を検討することが望まれる．

第3の「働くことへの支援が不足している」という課題を克服するためには，① 医療機関と産業保健分野および就労関係機関が連携して脳卒中患者の治療と仕事の両立支援（就労支援）を推進すること，② 様々な働き方を可能にする環境整備を政府や事業者が一丸となって行うこと，③ 雇用主や経営層の脳卒中や後遺症に関する理解と配慮を促し，職場における産業保健スタッフなどの支援を充実させること，④ 障害者福祉施策および障害者雇用施策における就労支援サービスをさらに充実させることなどが求められる．

第4の「失語症という後遺症に対する支援や理解が不足している」に対しては，① 医療職はもちろんのこと福祉関係職や行政職，一般の人々の失語症への理解を促進すること，② 失語症の特性に配慮したコミュニケーション支援を充実させること，③ 言語リハビリテーションが受けられる場を充実させること，④ 失語症の者が直面している生活上の困難に即して障害者制度や介護保険制度を見直し整備すること，といった方策が求められる．

最後に，「脳卒中に対する社会の理解が不足している」という課題に対しては，① 脳卒中の予防や疾患に関する啓発を充実させていくこと，② 脳卒中で残る可能性がある様々な障害とその対応についての知識を普及すること，③ 障害を持ちながら仕事や社会生活を継続できるような社会への働きかけを行うこと，④ 患者や家族の学習機会を支援し，当事者の権利を守れるようなアドボケイト力を強化すること，といったことが求められる．

本アンケート調査の限界として，協力を得られた患者団体が8団体のみで，その回収率も37%とあまり高くなかったことがある．さらに，回答者の7割以上を日本失語症協議会の会員が占めていたことから，我が国の脳卒中経験者に比して偏っ

たサンプルである可能性が否めない．この調査に参加していない脳卒中経験者の中には，患者会につながっておらず，社会の中で孤立している人が少なからず含まれている可能性がある．あるいは建設的な意見を持っているにもかかわらず，この調査では声を拾い上げられていない脳卒中経験者や家族が数多くいる可能性がある．今後は脳卒中経験者という全体を偏りのない方法でサンプリングするような大規模な調査を実施し，脳卒中を取り巻く課題の全体像を把握することが望まれる．

まとめ

我が国で脳卒中を経験した者やその家族が，発症後に治療を経て地域生活に復帰し，日常生活を維持・継続する間にどのような困難を経験しているのか，どのような支援や情報などを求めているのかを，初めて網羅的に調査した．その結果，1) 治療や制度が分化されており，一貫した支援が得にくい，2) 地域生活におけるリハビリテーションやケアが十分でない，3) 働くことへの支援が不足している，4) 失語症という後遺症に対する支援や理解が不足している，5) 脳卒中に対する社会の理解が不足している，という5点の課題が浮き彫りになった．

脳卒中はそれまでの人生を一変させる重篤な疾患である．予防や早期治療が重要なのは当然であるが，たとえ様々な後遺症が残ったとしても，安心して希望を持って暮らしていけるよう，各種制度の切れ目をなくし充実させていくことが求められる．

文　献

1) 日本脳卒中協会　患者・家族委員会：脳卒中を経験した当事者(患者・家族)の声　患者・家族委員会アンケート調査報告書，2020 年.
Summary　我が国の脳卒中経験者が，発症，治療期から生活維持期に至る過程で経験した困難や求めていた支援，必要と感じていることを明らかにした.

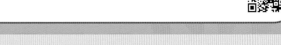

MB Med Reha No.260：30-37, 2021

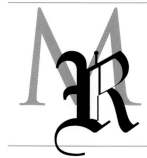

特集／脳卒中患者の社会復帰を支える

社会復帰を支える社会資源

藤井由記代*

Abstract　日本脳卒中協会による患者・家族の声を集めた調査結果では，患者・家族の困りごと(生活課題)に対し，リハビリテーション・生活支援・相談機能の強化を要すると報告している．本稿ではそれぞれに対応する社会資源が医療保険・介護保険・障害者総合支援法のほか複数の社会保障制度などによって多岐にわたり展開されていることをお示しした．

現状の大きな課題は，多岐にわたる社会資源が関係者に広く周知されず，患者・家族のニーズに沿った適切なプロセスを経て支援される体制がないことだと感じる．

今後各地で策定される循環器病対策推進基本計画において，医療保険だけでなく各種の社会資源を対象とした課題の明確化，脳卒中患者を取り巻く各種社会資源の担当者間の連携機能や相談支援機能の強化策が医介連携と同様に各地域で推進されることを願う．

Key words　生活課題(life challenges)，社会資源(social resources)，支援ネットワーク(social support network)

　まず日本脳卒中協会がまとめた「脳卒中発症後，患者・家族が感じる『困りごと』(生活課題)に対する支援すべき・強化すべき取り組み案(**図1**)」を参照いただきたい．脳卒中患者の社会復帰(社会生活)を支えるにはⅠ．リハビリテーション，Ⅱ．生活支援，Ⅲ．相談機能の充実が求められている．本稿では脳卒中患者がよく活用するそれぞれの社会資源を紹介したい．

　なお本稿で紹介する社会資源はいずれも2021年2月現在の情報である．

Ⅰ．リハビリテーション

1．医療保険
1）リハビリテーションを目的とした入院

　主にリハビリテーションを目的に利用される回復期リハビリテーション病棟(以下，回リハ病棟)と地域包括ケア病棟(以下，地ケア病棟)について紹介する(**表1**)．

　a）回リハ病棟：回リハ病棟は，規定された対象疾患に対する急性期治療後の機能回復や在宅復帰・社会復帰を目指した集中的リハビリテーションの実施，潤沢な専門職の配置が特徴である．平均7単位/日(※対脳血管疾患：2020年度回復期リハビリテーション病棟協会実態調査)のリハビリテーションが提供されている．各地域の回リハ病棟の人員配置や治療実績(※同調査結果)は回復期リハビリテーション病棟協会のHP〔www.rehabili.jp/organization/ward_list.html〕で公開されている．参照されたい．

　b）地ケア病棟：地ケア病棟は，急性期などの治療後だけでなく生活期のリコンディショニングや在宅生活の再編なども目的に利用できる．疾患を問わないため，生活期の身体機能の低下に対するリハビリテーション入院も相談可能である．リハビリテーション対象者には平均2単位/日以上が実施され，身体機能の維持・向上に向けた役割

* Yukiyo FUJII, 〒536-0025 大阪府大阪市城東区森之宮 2-1-88　社会医療法人大道会　森之宮病院診療部医療社会事業課，副部長

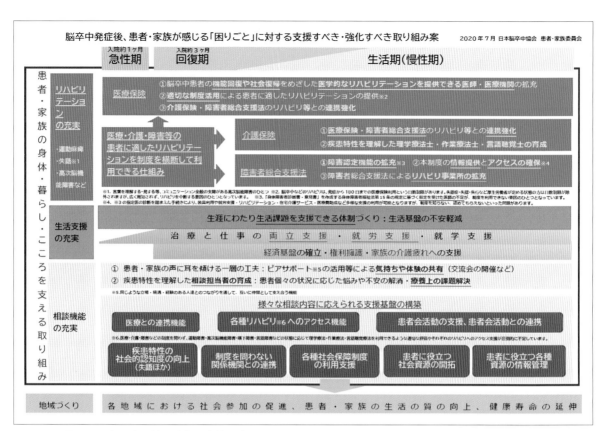

図 1. 脳卒中発症後，患者・家族が感じる「困りごと」に対する支援すべき・強化すべき取り組み案
（日本脳卒中協会：脳卒中を経験した当事者（患者・家族）の声—患者・家族委員会アンケート調査報告書.
2020.〔http://www.jsa-web.org/wp-content/uploads/2020/07/kanja_report2020.pdf〕より）

表 1. 各病棟の人員配置・施設基準（一部抜粋）

	回復期リハビリテーション病棟	地域包括ケア病棟
対象疾患	① 脳血管疾患・脊椎損傷など ② 大腿骨・骨盤・脊髄・股関節・膝関節の骨折など ③ 股関節・膝関節の置換術後 ④ 外科術後・肺炎後の廃用症候群 ⑤ 大腿骨・骨盤・脊髄・股関節・膝関節の神経・筋・靱帯損傷	規定なし
入院料算定可能期間	上記対象疾患ごとの期間 　① 150 日（高次脳機能障害あり 180 日） 　② 90 日 　③ 90 日 　④ 90 日 　⑤ 60 日	60 日
人員配置	看護配置 13：1 （入院料 1，体制強化加算ありの場合） 専従医師 1 名以上（リハビリテーション医療経験 3 年以上・所定研修修了） 専従社会福祉士 1 名以上（入退院支援経験 3 年以上） 専従 PT 3 名以上・専従 OT 2 名以上・専従 ST 1 名以上	看護配置 13：1 （入院料 1.2 の場合） 入退院支援部門（看護師 or 社会福祉士）の設置 専従 PT or OT or ST 1 名以上
在宅復帰率	7 割以上	7 割以上

OSN では，維持期の予防・リハビリテーションに関する施設情報を把握し，登録機関内で情報を共有し，患者支援に役立てている．

大阪脳卒中医療連携ネットワーク　維持期機関　登録時アンケート＜医科＞

	脳卒中外科学会専門医	脳卒中学会専門医	神経内科専門医	身体障害者福祉法指定医師		PT	OT	ST	嚥下リハビリテーション	高次脳評価・リハビリテーション
				肢体不自由	音声言語咀嚼					
A クリニック	○	○		○	○	○△□	○△□	○△□	○	○
B クリニック				○		○△□	準備中	○		評価のみ可能
C 診療所				診断機能が不足している		△□	△□	△□	○	○

通院○・通所△・訪問□

を期待できる．

2）通院リハビリテーション(外来)

脳血管リハビリテーション料は発症後 180 日の算定期限を超えると 13 単位/月までの算定制限がある．しかし失語症・失認および失行症の患者・高次脳機能障害の患者・軸索断裂の状態にある末梢神経損傷(発症後 1 年以内)の患者などは除外規定されており，脳血管リハビリテーション料を継続して算定できる．この規定を活用した通院リハビリテーションが周知され，患者に適した医療機関を利用されることを期待する．

3）訪問リハビリテーション

医師の指示により病院・診療所・訪問看護ステーションから身体機能の維持・向上や自宅生活での自立を目指した訪問リハビリテーションを利用できる．

要介護認定を受けている方は介護保険利用が優先されるが，パーキンソン病やもやもや病などの指定難病がある方は医療保険による訪問リハビリテーションを利用できる．該当する指定難病は厚生労働省の HP〔https://www.mhlw.go.jp/stf/seisakunitsuite/bunya/kenkou_iryou/kenkou/nanbyou/index.html〕を参照されたい．

※参考：大阪脳卒中医療連携ネットワーク(OSN)の生活期医療機関(表2)：大阪脳卒中医療連携ネットワークではかかりつけ医の情報(医師の専門・身体障害者手帳の診断機能・セラピストの配置状況《通院・通所・訪問別》・嚥下リハビリテーションや高次脳機能障害のリハビリテーション提供の有無など)を共有している．生活期の患者のニーズに応えるため，各機関の情報を把握することは必要である．

2．介護保険

サービスの全体像は図2を参照のこと．

65 歳以上の方は病気や原因によらず介護認定を受けサービスを利用できる．40～64 歳の方は加齢に伴う特定疾病(脳卒中・がん・初老期認知症など)の場合，介護認定を受けることが可能だが，40 歳未満は疾病によらず利用できない．

要介護 1～5 の方は介護給付，要支援 1～2 の方は予防給付を利用する．サービス利用時はサービス利用料の 1or2 割(所得に応じた割合．別途高額介護サービス費制度による上限額設定あり)を負担する．

利用には要介護認定申請⇒主治医意見書作成⇒訪問調査⇒介護認定⇒ケアプラン作成⇒サービス利用(状況によるが申請から利用開始まで約 1～2 か月かかる)のプロセスを経る．

1）入所型

a）介護老人保健施設：リハビリテーション専門職(PTorOTorST)が配置されており，リハビリテーションの提供を含め在宅復帰を支援する施設である．在宅復帰率などの基準により 5 区分あり「超強化型」「在宅強化型」の施設では週 3 回以上のリハビリテーションやリハビリテーションマネジメント(計画的なリハビリテーション)が実施される．

医療機関退院後や自宅からの入所後 3 か月間は短期集中リハビリテーション加算による手厚いリハビリテーションが実施される施設もあり，入院から在宅生活へ向けてのソフトランディング機能や在宅生活の維持・継続に向けた患者のリコン

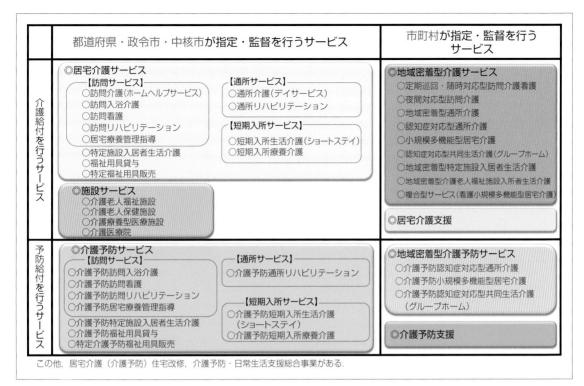

都道府県・政令市・中核市が指定・監督を行うサービス		市町村が指定・監督を行うサービス
介護給付を行うサービス	◎居宅介護サービス 【訪問サービス】 ○訪問介護（ホームヘルプサービス） ○訪問入浴介護 ○訪問看護 ○訪問リハビリテーション ○居宅療養管理指導 ○特定施設入居者生活介護 ○福祉用具貸与 ○特定福祉用具販売 【通所サービス】 ○通所介護（デイサービス） ○通所リハビリテーション 【短期入所サービス】 ○短期入所生活介護（ショートステイ） ○短期入所療養介護 ◎施設サービス ○介護老人福祉施設 ○介護老人保健施設 ○介護療養型医療施設 ○介護医院	◎地域密着型介護サービス ○定期巡回・随時対応型訪問介護看護 ○夜間対応型訪問介護 ○地域密着型通所介護 ○認知症対応型通所介護 ○小規模多機能型居宅介護 ○認知症対応型共同生活介護（グループホーム） ○地域密着型特定施設入居者生活介護 ○地域密着型介護老人福祉施設入所者生活介護 ○複合型サービス（看護小規模多機能型居宅介護） ◎居宅介護支援
予防給付を行うサービス	◎介護予防サービス 【訪問サービス】 ○介護予防訪問入浴介護 ○介護予防訪問看護 ○介護予防訪問リハビリテーション ○介護予防居宅療養管理指導 ○介護予防特定施設入居者生活介護 ○介護予防福祉用具貸与 ○特定介護予防福祉用具販売 【通所サービス】 ○介護予防通所リハビリテーション 【短期入所サービス】 ○介護予防短期入所生活介護（ショートステイ） ○介護予防短期入所療養介護	◎地域密着型介護予防サービス ○介護予防認知症対応型通所介護 ○介護予防小規模多機能型居宅介護 ○介護予防認知症対応型共同生活介護（グループホーム） ◎介護予防支援

この他，居宅介護（介護予防）住宅改修，介護予防・日常生活支援総合事業がある.

図 2. 介護サービスの種類

（厚生労働省老健局：公的介護保険制度の現状と今後の役割．平成 30 年度．
〔https://www.mhlw.go.jp/content/0000213177.pdf〕より抜粋）

ディショニング，介護者のレスパイトの役割を期待できる.

b）介護老人福祉施設（特別養護老人ホーム）：
リハビリテーション専門職の配置のない施設も多く，介護職による集団活動・レクリエーションが主体となる.

2）通所型：通所リハビリテーション・介護予防通所リハビリテーション（通称デイケア）

病院・診療所・介護老人保健施設などで実施され，医師の関与のほか，PT・OT・ST などの専門職による個別・集団リハビリテーションが実施される. リハビリテーションマネジメントなどによる ADL・IADL・生活機能・社会参加などの向上を目指し，成果達成後には介護予防事業や通所介護への移行が推進されている.

3）訪問型：訪問リハビリテーション・介護予防訪問リハビリテーション

病院・診療所・介護老人保健施設などの PT・OT・ST が医師の指示を受けて自宅訪問し，日常生活の自立を目指したリハビリテーションを提供する. 訪問看護ステーションから訪問する場合は

訪問看護 I5 と呼ばれる.

3．障害者総合支援法

サービスの全体像（一部抜粋）は**表3**を参照のこと.

サービス利用には身体障害者手帳・精神保健福祉手帳・療育手帳（18 歳未満）の取得が前提要件だが，高次脳機能障害の診断を受けた患者や難病患者は手帳を取得せずとも各サービスの利用対象となる.

各手帳取得の申請時は，指定医による診断書作成を要する. 介護給付利用時などは，手帳取得に加え障害区分の認定を受ける必要があり，障害区分認定申請⇒主治医意見書作成⇒訪問調査⇒認定⇒ケアプラン作成のプロセスに約1〜2か月かかる.

1）自立訓練

a）機能訓練：身体障害者手帳を取得した方・高次脳機能障害の診断を受けた方が利用する.

b）生活訓練：高次脳機能障害の診断を受けた方が利用する.

社会生活の自立を目指し，PT・OT・ST による

表 3. 障害福祉サービスなどの体系（介護給付・訓練等給付・補装具）

介護給付	訪問系	居宅介護（ホームヘルプ）	自宅で，入浴，排泄，食事の介護などを行う
		重度訪問介護	重度の肢体不自由者または重度の知的障害もしくは精神障害により行動上著しい困難を有する者であって常に介護を必要とする人に，自宅で，入浴，排泄，食事の介護，外出時における移動支援，入院時の支援などを総合的に行う
		同行援護	視覚障害により，移動に著しい困難を有する人が外出するとき，必要な情報提供や介護を行う
		行動援護	自己判断能力が制限されている人が行動するときに，危険を回避するために必要な支援，外出支援を行う
		重度障害者等包括支援	介護の必要性がとても高い人に，居宅介護等複数のサービスを包括的に行う
	日中活動系	短期入所（ショートステイ）	自宅で介護する人が病気の場合などに，短期間，夜間も含めた施設で，入浴，排泄，食事の介護などを行う
		療養介護	医療と常時介護を必要とする人に，医療機関で機能訓練，療養上の管理，看護，介護および日常生活の世話を行う
		生活介護	常に介護を必要とする人に，昼間，入浴，排泄，食事の介護などを行うとともに，創作的活動または生産活動の機会を提供する
	施設系	施設入所支援	施設に入所する人に，夜間や休日，入浴，排泄，食事の介護などを行う
訓練等給付	居住支援系	自立生活援助	一人暮らしに必要な理解力・生活力などを補うため，定期的な居宅訪問や随時の対応により必要な支援を行う
		共同生活援助（グループホーム）	夜間や休日，共同生活を行う住居で，相談，入浴，排泄，食事の介護，日常生活上の援助を行う
	訓練系・就労系	自立訓練（機能訓練）	自立した日常生活または社会生活ができるよう，一定期間，身体機能の維持，向上のために必要な訓練を行う
		自立訓練（生活訓練）	自立した日常生活または社会生活ができるよう，一定期間，生活能力の維持，向上のために必要な支援・訓練を行う
		就労移行支援	一般企業などへの就労を希望する人に，一定期間，就労に必要な知識および能力の向上のために必要な訓練を行う
		就労継続支援（A 型）	一般企業などでの就労が困難な人に，雇用して就労する機会を提供するとともに，筋力などの向上のために必要な訓練を行う
		就労継続支援（B 型）	一般企業などでの就労が困難な人に，就労する機会を提供するとともに，能力などの向上のために必要な訓練を行う
		就労定着支援	一般就労に移行した人に，就労に伴う生活面の課題に対応するための支援を行う
	補装具費の支給		身体障害者の身体機能を補完・代替する補装具の購入などに係る費用を支給

（厚生労働省 社会・援護局障害保健福祉部 難病・小児慢性特定疾病地域共生ワーキンググループ：障害福祉サービス等について．令和元年 9 月 4 日．〔https://www.mhlw.go.jp/content/10905000/000543798.pdf〕より抜粋）

個別や集団のリハビリテーション，失語症の方を対象とした意思疎通，交流の場，基礎学習やパソコン課題の実践，注意障害に対する認知的リハビリテーション，生活実習や調理評価・外出評価や職業評価などの中から患者に適したプログラムが提供される．

状態に応じ日中活動支援（通所）・夜間支援（入所）の利用が可能である．

※参考：医介連携は在宅医療・介護連携推進事業により各地域で推進されているが，障害者総合支援法と医療との連携課題は周知されていない．大阪脳卒中医療連携ネットワークでは，医療機関に加え大阪府立障がい者自立センター・大阪市更生療育センターや就労移行支援事業所もオブザーバーとして参加し，医療と障害者総合支援法との連携推進に取り組んでいる．今後，各地域の循環器病対策推進基本計画の中で障害者総合支援法との連携が推進されることが期待される．

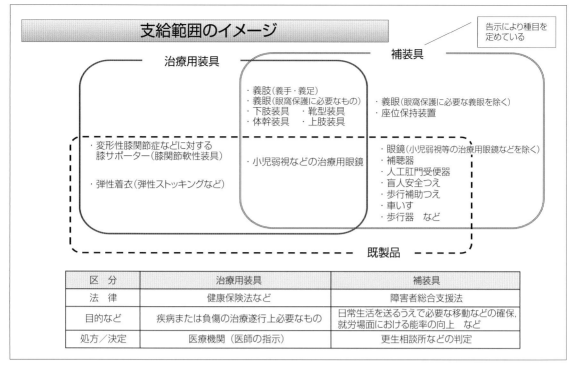

図3. 治療用装具と補装具の支給イメージ

（厚生労働省 第3回社会保障審議会医療保険部会：【参考資料】治療用装具療養費について．治療用装具療養費検討専門委員会配布資料，平成29年12月27日．〔https://www.mhlw.go.jp/file/05-Shingikai-12601000-Seisakutoukatsukan-Sanjikanshitsu_Shakaihoshoutantou/0000189388.pdf〕より）

4．その他

1）介護予防事業

介護保険非該当・要支援の方が対象．

要介護予防を目的とした各地域独自の健康支援事業．医療・介護・障害の各制度の対象外となる方も機能低下予防・体力の維持や増強を目指した活動を継続できる．住民主体の100歳体操などへの参加も可能．

2）居住系施設：介護付有料老人ホーム・サービス付き高齢者向け住宅など

リハビリテーション特化型の特徴を打ち出した施設では，介護保険の通所リハビリテーション・訪問リハビリテーション・訪問看護が活用されるほか，自費リハビリテーションなども活用される．利用時には保険利用の有無や費用などを確認しておきたい．

3）装具

医療保険で扱う装具（治療用装具）と障害者総合支援法で扱う装具の概略は**図3**のとおりである．治療用装具は主治医などの指示により作成される

が，障害者総合支援法の補装具は身体障害者手帳の取得後に，要件を満たした医師による意見書作成を経て自治体へ申請し支給決定される．

Ⅱ．生活支援に関する資源

1．経済的支援（金銭管理・権利擁護を含む）

1）医療費

a）高額療養費制度（70歳未満）：医療費の負担額を所得に応じた上限額に抑える制度．入院・外来別に所得区分は5区分あり，標準報酬月額28～50万円の場合の入院限度額は80,100円＋α/月．長期入院者の多数該当や，同月・同世帯内の複数の支払いに対する世帯合算制度などもあるので知っておきたい．食費・書類代・室料差額などは保険適用されない．

事後手続きによる償還払い制度と，事前手続きによる標準限度額適用制度の2種類がある．

協会けんぽ：高額な医療費を支払ったとき（高額療養費）〔https://www.kyoukaikenpo.or.jp/g3/sb3030/r150/〕を参照されたい．

b）後期高齢者医療制度(70歳以上)：所得に応じ外来・入院別に6区分の医療費の上限額．一般所得の場合の入院限度額は57,600円/月．同月・同世帯内に同保険を利用する複数の医療機関への支払いがあれば合算可能．

厚生労働省保険局：高額療養費制度を利用される皆さまへ〔https://www.mhlw.go.jp/content/000333279.pdf〕を参照されたい．

c）指定難病：パーキンソン病・もやもや病など指定難病(前述の厚生労働省：指定難病のサイトを参照)への医療費助成．申請手続きは，難病情報センター：指定難病患者への医療費助成制度のご案内〔https://www.nanbyou.or.jp/entry/5460〕を参照されたい．

d）重度障害者医療費助成：身体障害者手帳1・2級，精神障害者保健福祉手帳1級所持者が対象の医療費助成．自治体の障害窓口へ申請する．大阪市では，1医療機関当たり500円/日(最大3,000円/月：所得制限あり)が上限額．

e）自立支援医療：脳卒中後の高次脳機能障害などによる精神科通院時に利用例(医療費1割負担)あり．

2）傷病手当金

対象者は協会けんぽ・健保組合などの加入者(国民健康保険の加入者は対象外)．

病気やけがによる休職のため十分な報酬が受けられない場合，同一の疾病で最大1年6か月間，給料の2/3が支給される所得補償の制度．

協会けんぽ：病気やケガで会社を休んだとき(傷病手当金)〔https://www.kyoukaikenpo.or.jp/g3/sb3040/r139/〕を参照されたい．

3）障害年金

国民年金・厚生年金・共済年金等の加入者が老齢年金受給前に年金受給を申請できる制度．発症1年6か月後の障害固定が条件(脳卒中などは6か月後の相談も可)．

診断書作成には医師要件はなく，患者の状態を把握する医師であれば作成可能．

4）労災保険

労働災害の認定を受けた場合に適用され，給与が支給されない社長などは対象外．療養給付(医療費などの給付)や休業補償(給与の8割額支給)，障害給付(障害年金に相当：治療終了，障害固定の診断要)，介護給付(等級基準に該当，自宅などで介護する場合)などがある．

5）特別障害者手当

20歳以上の障害者手帳・精神保健福祉手帳の取得者で複数の障害などによる常時特別な介護を要する場合の介護負担軽減を目的とした手当．支給額は27,350円/月(所得制限あり)．

厚生労働省：特別障害者手当について〔https://www.mhlw.go.jp/bunya/shougaihoken/jidou/tokubetsu.html〕を参照されたい．

6）その他

a）生活困窮者自立支援制度：住まいや就労，家計管理などの相談支援や現物給付等を行う．生活保護に至る前のセーフティネットとして活用され，高次脳機能障害などによる家計管理や就労支援も相談可．厚生労働省：生活困窮者自立支援制度の紹介〔http://www.mhlw.go.jp/stf/seisakunitsuite/bunya/0000073432.html〕

b）生活保護：患者の世帯が困窮しており，資産の活用によっても最低限度の生活を維持できない場合に生活費や医療費などが支給される．相談窓口は，各自治体の福祉事務所．厚生労働省：生活保護・福祉一般〔http://www.mhlw.go.jp/stf/seisakunitsuite/bunya/hukushi_kaigo/seikatsuhogo/〕

c）成年後見制度：判断能力が不十分な方の財産管理，契約手続きなどを法的な視点から保護する制度．判断能力の程度に応じ後見・保佐・補助の3通り．法定後見人は家庭裁判所，任意後見人は公証役場が申請窓口．診断書や鑑定書(必要時)の作成を要する．

d）あんしんサポート：各種の契約や金銭管理に不安のある患者の手続きや金銭管理を支援する制度．

2．介護保険

サービスの概要は**図2**を参照されたい．

3．障害者総合支援法

サービスの概要は**表3**を参照されたい．介護保険に同サービスがある場合は介護保険利用が優先

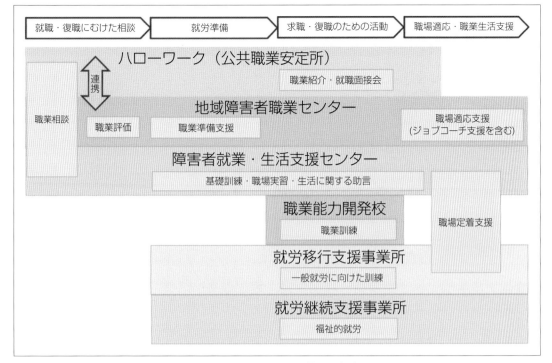

図 4. 就労を支援する機関と役割

（国立障害者・リハビリテーションセンター HP より）

されるが，サービス特性や個別の事情による給付相談は可能．

　障害のある方の就労を支援する社会資源の概要は**図 4**のとおり．就労支援に関する各事業所の特色が紹介されるサイト〔https://litalico-c.jp/〕（株式会社リタリコ）もあるのでご参照いただきたい．

4．その他

1）患者会

　相談機能のほか茶話会・講演会・リハビリテーション支援などを通したピアサポートが展開されており，体験や気持ちの共有により継続支援できる関係構築がはかられている．

2）一般企業，NPO 法人など

　QOL 向上を支援する一般企業・NPO 法人などの取り組みも増えている．「地域包括ケアシステム構築に向けた　公的介護保険外サービスの参考事例集（経済産業省　農林水産省　厚生労働省）」〔https://www.mhlw.go.jp/file/06-Seisakujouhou-12300000-Roukenkyoku/guidebook-zentai.pdf〕なども参照されたい．

Ⅲ．相談機能

　本稿で紹介のとおり，脳卒中患者を支える社会資源は複数の制度間で重層的に展開される．医療機関（医師やソーシャルワーカーなど），介護保険（ケアマネジャー），障害福祉（自立訓練施設や障害者相談支援センター・高次脳機能障害者支援センター），保健所，社会福祉協議会などが相談窓口として活用されるが，相談支援担当者はまず多岐にわたる生活課題を的確にアセスメントし，解決に向けて医療・介護・障害福祉ほか数々の社会資源の活用も念頭に置いたプランニングを実行する．患者や家族が納得できるプロセス（自己決定・自立支援）の採用，各担当者との円滑な連携，継続的な支援に留意することが必要である．

　各地域ごとに社会資源は異なる．日頃から支援者同士が互いの理解を深め，患者・家族に役立つ支援関係（social support network）を構築していることが望ましい．医療関係者には社会資源の一部として積極的に本ネットワークの構築に関与することが求められる．

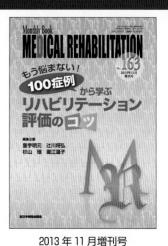

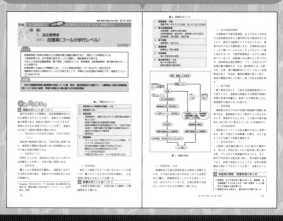

MB Med Reha **No.260**：39-46, 2021

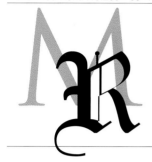

特集／脳卒中患者の社会復帰を支える

高次脳機能障害のある方への社会復帰支援

渡邉 修*

Abstract 脳卒中による障害には，脳そのものの損傷によって生じている一次障害（身体障害および高次脳機能障害）と，それより派生した患者と社会との関係によって生じる二次的障害（心理社会的障害）が生じる．いずれもが，社会復帰を阻害する大きな要因である．注意障害，遂行機能障害，記憶障害，社会的行動障害（うつ，意欲の低下，病識低下，易怒性等）などの高次脳機能障害に対し，医療職は，正確な診断，リハビリテーション治療（環境調整，要素的訓練，代償訓練，行動変容療法，認知行動療法，社会技能訓練）および医療・地域連携，自動車運転能力評価，職業リハビリテーションなどを，患者に沿って，組み合わせて指導する．支援者は，患者の呈する社会的行動障害には意味があると捉え，患者に寄り添いながら，納得のもとで同じ方向に向き合う姿勢が大切である．

Key words 脳卒中(stroke)，高次脳機能障害(higher brain dysfunction)，復職(return to work)

はじめに

脳卒中患者に向き合うとき，脳そのものの損傷によって生じている一次障害と，それより派生した患者と社会との関係によって生じる心理的要因，すなわち二次障害を区別することは，社会復帰のための支援を行ううえで大切である．一次障害は，器質的損傷そのものに起因することから完全に治癒することは難しいが，二次障害は，患者と社会との関係で生じた問題であることから，修復が可能であるからである．

一次障害とは，運動障害，感覚障害，視覚障害などの身体障害と，注意障害，遂行機能障害，記憶障害，社会的行動障害（うつ，意欲の低下，病識低下，易怒性等）などの高次脳機能障害を指す．二次障害とは，うつ，意欲の低下，病識低下，易怒性などの心理社会的障害を指す．ここで注目したいのは，社会的行動障害と心理社会的障害の内容

が重なることである．患者を治療・支援していくうえで両者を厳密に区分する必要はなく，後述する治療手技を展開していくが，診断のうえでは重要である．心理社会的障害は，高次脳機能障害の範疇には入らないからである．

高次脳機能障害が，身体障害と同様に日常生活の自立性に対し，大きな阻害要因であることは議論の余地がない．社会復帰，就労という視点では，Kemp ら[1]は，121 名の軽度から中等度の脳卒中患者について，最も復職に関連する要因は，発症 2 か月後の総合的な認知機能とうつ状態の程度であったと述べ，Fride ら[2]は，163 名の軽度脳卒中患者の復職に関する調査において，遂行機能障害の有無に有意差を認めたと報じている．さらに Kauranen ら[3]は，140 名の虚血性脳卒中患者についての調査でも，復職を左右した要素は，認知機能の問題であったと述べている．Edwards ら[4]は，脳卒中後の復職に関し，6,473 件の文献から抽出

* Shu WATANABE，〒 201-8601 東京都狛江市和泉本町 4-11-1 東京慈恵会医科大学附属第三病院リハビリテーション科，教授

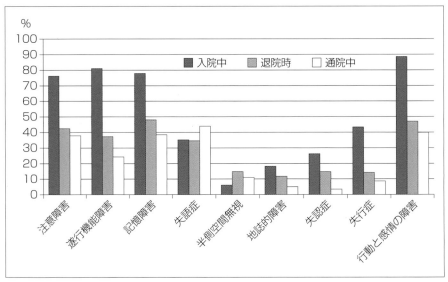

図 1. 入院中（N＝64），退院時（N＝167），通院中（N＝734）における
高次脳機能障害の内容と頻度

された 29 の研究報告のシステマチックレビューより，復職には，日常生活が自立し，神経症状が軽度であることとともに，認知機能が良好であることが，最も重要であると結論をしている．

そこで本稿では，まず，脳卒中後の高次脳機能障害の実態について筆者らの調査結果を述べ，次いで，脳卒中患者の，特に高次脳機能障害に焦点を当てた社会復帰支援の方略を述べたいと思う．

脳卒中後の高次脳機能障害の実態

東京都は平成 20（2008）年，医療機関に対し，高次脳機能障害者実態調査（92 病院，24 診療所）を実施した[5)6]．**図 1** は，脳卒中患者の，入院中（N＝64），退院時（N＝167），通院中（N＝734），それぞれの時期について，横断的に高次脳機能障害の内容と頻度を示している．注意障害，遂行機能障害，記憶障害，地誌的障害，失行症，行動と感情の障害のいずれもが，入院から退院，そして通院にかけて軽減していることがわかる．特に，前頭葉から大脳広範に責任病巣を有する注意障害，遂行機能障害は，発症から時間の経過とともに顕著に軽減している．記憶障害は，エピソード記憶の他に，前頭葉に主座を有するワーキングメモリーおよび展望性記憶，注意機能の障害を包含しており，本障害も，急性期の浮腫の改善とともに軽減してい

く．そして，生活期とされる時期には，注意障害，遂行機能障害，記憶障害は，脳卒中患者の 40％程度に残存する．

一方，高次脳機能障害の中の社会的行動障害（行動と感情の障害）の範疇に入る，興奮状態や意欲の障害，情動の障害も，**図 2** に示すように，発症からの時間の経過とともに軽減している．いわゆる通過症候群といわれる病態に相当すると考えられる．これらの社会的行動障害は，前述のように，前頭葉および側頭葉損傷に起因する一次的障害と，二次的障害（心理社会的障害）があることに留意する．特に後者の場合は，易怒性，発動性の低下，抑うつ状態のように発症からしばらく経過した後に増悪する場合があるので，継続したリハビリテーション治療，メンタルサポートが必要となる．

図 1，2 に示す高次脳機能障害の改善は，急性期であれば，自然回復の要素が多分にあるが，それ以降は，可塑的な神経ネットワークの構築を促すための後述する「認知リハビリテーション」の意義が大きい．

社会復帰支援の全体像

図 3 は，高次脳機能障害を合併した脳卒中患者がリハビリテーション科を初めて受診し，その

40

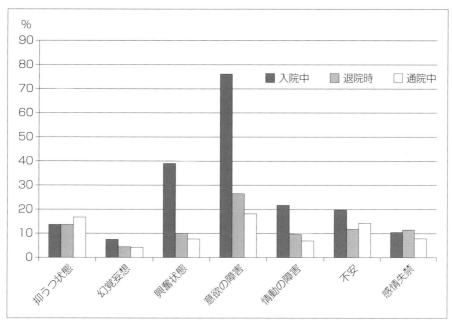

図 2. 入院中（N＝64），退院時（N＝167），通院中（N＝734）における
行動と感情の障害の内容と頻度

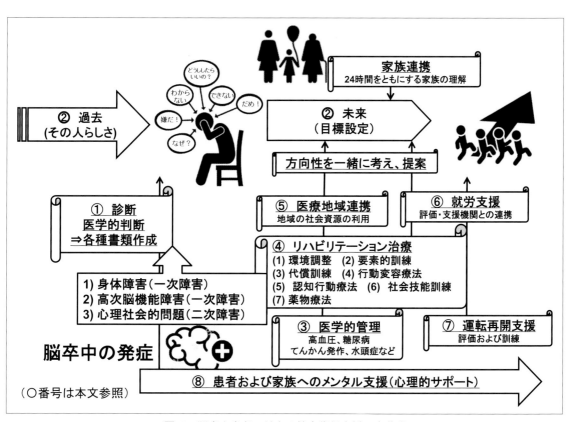

図 3. 脳卒中患者に対する社会復帰支援の全体像

後，医療職が患者の社会参加，社会復帰を支援する全体像を示している．

① 初診では，まず高次脳機能障害に関し，正確な診断が重要である．臨床症状と画像所見，神経心理学的検査結果が一致して診断が成立する．その診断結果は患者の社会参加，リハビリテーション治療，社会復帰のために，(1)精神障害者保健福祉手帳，(2)自立支援医療，(3)介護保険主治医意見書，(4)障害者総合支援法医師意見書，(5)障害年金診断書（精神），(6)復学や復職にあたっての診断書などに反映される．いずれも患者の生活環境について支援者の理解を求め，適切なサポートを受けるために大切な書類となる．

② 目前の患者は，前述の一次障害および二次障害を抱えている．したがって，医療職は，患者およびその家族に不安，うつ，自発性の低下，感情の起伏など，様々な問題があるのではないかと推測し対峙する．そして，患者と家族から，どのような方向性を期待しているのかを聴取するとともに，専門職は医学的見地から，回復のための様々なリハビリテーション治療を提案する．その際，患者の発症までの生活歴，価値観，家族歴，職歴，教育歴を参考にする．特に，将来を設計する場合，生活歴が重要であり，将来は，今までの生活歴の延長線上に築けることが理想である．

③ 医師は，医学的管理をも行う．脳卒中に合併しやすい高血圧や糖尿病の他に，てんかん発作の管理は社会復帰のうえで極めて重要な意味を持つ．一般就労を目指す場合，てんかんは抑制されていなければならない．また，脳卒中による高次脳機能障害は，基本的に進行することはないが，再発する可能性は常に念頭に置いておかなければならない．

④ 高次脳機能障害は，社会参加，社会復帰のうえで，大きな阻害要因となる．しかし，後述するように，(1)環境調整，(2)要素的訓練，(3)代償訓練，(4)行動変容療法，(5)認知行動療法，(6)社会技能訓練，(7)薬物療法を組み合わせて行うことで回復していく．

⑤ 重度の高次脳機能障害を有している場合，病院でのリハビリテーション治療では回復は期待できないことから，退院後の地域でのさらなるリハビリテーション医療が求められる（医療地域連携，後述）．

⑥ 対象が若年層であれば就労支援を行う必要がある．詳細は本特集の別稿を参照いただきたい．

⑦ 脳卒中患者の中には，社会復帰の手段として自動車運転の再開を希望する例もあるので，自動車運転能力を再評価する必要がある．この点は，本特集の別稿を参照いただきたい．

⑧ 医療職は，脳卒中患者を介護する家族に対する心理的サポートにも配慮が必要である．平成28(2016)年度，筆者は，日本脳外傷友の会をはじめとする患者家族会に向けて，高次脳機能障害を有する脳卒中患者をケアしてきた275例の家族に対し，介護負担に関するアンケート調査を行ったところ，患者は，男性に多く，調査時点の平均年齢は，全体で54.1±13.1歳で，同居率は92.4％に上っていた．このうち配偶者と同居している例が159例(57.8％)あり，主な介護者は，およそ6割が妻，4割が母親であった．家族の介護負担と感じる要因として日常生活能力（バーセルインデックス）は，弱い相関しか認められなかった（両者の相関係数は-0.36）が，高次脳機能障害として生じる認知・行動障害の項目と介護負担感には，感情のコントロールの障害，遂行機能障害，発動性低下，対人関係の障害，病識低下に，各々，正の相関が認められた．すなわち，高次脳機能障害の存在が，身体障害にも増して大きな介護負担として感じていることが示唆された．以上より，患者を支える家族に対してこそ，専門職の継続的な心理的サポートが必要であることが示唆される．

社会復帰のためのリハビリテーション治療

1．環境調整

　生活上の障害は環境との相互作用から生まれる．障害があってもそれを補う環境要因があれば生活上の障害は目立たなくなる．したがって，リハビリテーション治療をより有益にするためには，環境要因をあらかじめ整えておく必要がある．その環境とは，1)人間関係，2)物理的環境，3)社会資源である．

1）人間関係

　突然に障害を背負った患者の心理的負担は甚大である．身体機能や高次脳機能の喪失，社会的役割の喪失と孤立感，自己効力感の喪失，さらに経済的負担感が重くのしかかっている．こうした患者に対する基本的姿勢は，共感と支持的対応である．否定的表現は極力避け，傾聴する姿勢をとる．そして，併存する高次脳機能障害を熟知し，各々に対し適切な応対を心がける．例えば，注意障害があれば，複数を相手とする話合いは苦手となるので一対一の対話とする．失語症があれば，会話の速度は遅くし，答えを早急に求めない．数字を聴く質問は避ける．不用意に答えにくい質問はしない．左半側空間無視があれば，患者の右側から話をする．易怒性があれば，本人が好まない言動は極力避け，悩みを傾聴する姿勢をとる．

　生活期，在宅生活が始まると，患者がなんらかの家庭内あるいは社会的な役割を持つことができるかどうかが社会的予後の点で重要となる．同じ障害でも，こうした役割の有無によって患者のパフォーマンスは異なり，ひいては支える家族の介護負担感にも影響する．

2）物理的環境の調整

　物理的に安全な治療環境を整えることは支援者の責務である．注意障害があれば，気が散りやすい外乱刺激は低減するように配慮する．左半側空間無視があれば，臥床しているベッドの左側は降りられないように壁側に設置する．失算があればデジタル時計はアナログ時計にする．視空間失認

があれば階段の昇降には手すりが必要となる．地誌的障害やせん妄があれば外部との往来に注意する．注意障害や遂行機能障害，記憶障害があれば，物品の整理，ラベリング，一連の作業のチェックリスト，工程表などの物理的構造化を整え，スケジュール表などの時間的構造化も指導する．

3）社会資源の利用

　発症から6か月が経過した時点で，障害者総合支援法を活用して身体障害者手帳や精神障害者保健福祉手帳を取得する．これらの手帳を取得することで，各等級に応じて，医療費，所得税，住民税，自動車税などの軽減，様々な公共料金の割引，運賃の減額，就労支援機関の利用，障害者雇用枠での就労が可能となり，さらに，身体障害者手帳では，補装具，リフォーム費用の助成が得られる．また，障害年金は，発症から1年半が経過した時点で申請するように情報提供を行う．

2．要素的訓練と代償訓練

　要素的訓練とは，注意障害や遂行機能障害，記憶障害など，そのものの改善を目的とする訓練である．ドリルなどの机上の訓練課題でもこれらの能力の改善があるとする報告はあるが，筆者は，むしろ，日常生活や作業の実践の中で，障害を補う方法を身につけていくことで，各障害そのものが再構築されていくと考えている．

　米国リハビリテーション医学会議は，注意障害に対し，対処法を身につけていくstrategy training(すなわち，注意が持続しないならば休憩を適宜いれる，ゆっくりと作業を進めるために，作業時間を長く取る，行程表を計時するなどの代償方法)を推奨しており，さらに，注意訓練の内容は，単に反応時間や注意の覚醒度を上げるような課題よりは，注意の調節を要するより複雑な課題が好ましいと述べている[7]．また，記憶障害に対しては，記憶を補う外的補助手段の活用を習得することが，日常生活や社会生活の質を向上させ得るとする強いエビデンスがある[8]．ただし，これらの補助手段を使いこなすためには，記憶障害に関する病識，補助手段を使いこなすための知能，病前

図 4. 地域において利用できる制度と内容

18歳	40歳	65歳

介護保険特定疾病

・脳血管疾患
・初老期における認知症
・パーキンソン病 など

その他

・脳外傷
・脳腫瘍
・低酸素脳症
・中枢神経系感染症

【障害者総合支援法】
●介護給付
　居宅介護、重度訪問介護
　行動援護、療養介護
　重度障害者等包括支援
　生活介護、**同行援護**
　短期入所(ショートステイ)
　施設入所支援
　放課後等デイサービス

●訓練等給付
　自立訓練、自立生活援助
　就労移行支援
　就労継続支援、就労定着支援
　共同生活援助(グループホーム)

●地域生活支援事業
　相談支援、コミュニケーション支援、**移動支援**
　地域活動支援センター、福祉ホーム

●都道府県単位で、**高次脳機能障害支援普及事業**

【介護保険法】
●在宅サービス
　訪問看護、訪問入浴介護、訪問介護
　訪問リハビリテーション、居宅療養管理指導
　通所介護(デイサービス)、
　通所リハビリテーション(デイケア)
　短期入所生活介護(ショートステイ)
　短期入所療養介護

●施設サービス
　特老、老健、療養型医療施設
　居宅介護サービス、グループホーム など

にメモなどを利用していたという経験が必要であると筆者は考えている[9].

3. 行動変容療法

　行動変容療法はオペラント条件付け理論に根ざした治療方法である.易怒性を抑制し適応行動を効果的に学習するためには,何が適応行動で,何が不適応行動(易怒性)であるかについて,支援者と患者が明確な認識を持ち,(a)適応行動を数多くみられるように,逆に,(b)不適応行動が減少するように,強化していく.すなわち,良い交流ができた,静かに作業に集中した,自分の感情を抑えることができたなどの適応行動に対し,褒める,楽しい環境を提供する,やりがいを感じさせるなどの正の強化因子を支援者は提供する.一方,イライラ,暴言などの不適応行動に対しては無視程度の対応にとどめ,不適応行動に変わる適応行動がみられるのを待ち,みられたときに時を逃さず強化する.患者を取り囲むスタッフは,以上の配慮が様々なリハビリテーション訓練場面や病棟生活,家庭生活の中で行われるように,チームワークをはかる必要がある.

4. 認知行動療法

　うつ,不安,怒りなどの心理的反応は,誤った認知的解釈に起因する場合が多いことから,認知行動療法では,自己の障害や取り巻く環境,第三者の自分への対応,将来などに対する否定的認識などに関する誤った解釈を,行動を通して修正し,現在の状況に適切に対応できるように,繰り返し指導,訓練を行う.Wangら[10]は,脳卒中後のうつに対する認知行動療法の効果について,無作為比較試験を含む23の研究報告(全脳卒中患者1,972名)のメタ解析を行った.その結果,うつに対し有意に認知行動療法の効果があると報告した.さらに不安感情や日常生活動作にも良い結果をもたらしたと述べている.個人療法あるいはグループ療法[11]として行われる.

5. 医療・地域連携

　脳卒中の中でも,① 意識障害を呈するほどの重症例,② 大脳皮質損傷が認められる高次脳機能障害例,③ 特に若年層で就労支援を要する例,④ 地域参加を目的とする例などでは医療機関のみで高次脳機能障害者支援は完結しない.さらなる認知リハビリテーションを目的に地域連携体制をとることが求められる.各個人のニーズ,高次脳機能障害の内容,将来の目標によって,適宜,高次脳機能障害拠点機関,福祉事務所,保健所,地域包括支援センター,保健福祉センター,作業所,授産施設,介護保険サービス機関,就労支援機関,

表 1. 支援者が配慮したいこと

1. ご本人は，病気後も変わっていないと思いたがる傾向があります．
2. しかも，冷静に自分を評価することが難しい．注意や否定の言葉かけには配慮しましょう．
3. ご本人が納得できる課題，具体的目的のある課題に取り組もう．
4. ゆっくり，具体的に話そう，きちんと聞こう．
5. なるべく，成功するように工夫しよう（難易度と時間）．
6. 小さな成功を積み重ねよう．
7. 決められないときは，選択肢を提示し，主体性を大切に．
8. 静かな環境，気の散りにくい環境に配慮しよう．
9. 何が苦手なのか，周囲の人は，よく知っておこう．
10. 基本的に，嫌なことはさせないようにしよう．
11. できそうなことは，できるよう練習を（買物，掃除，洗濯，外出）．
12. うまくできたら，きちんと伝えよう（褒めるなど）．
13. 十分に休息，睡眠をとるようにしよう．
14. いっしょに，運動（散歩，スポーツ）する機会を持とう．
15. 社会参加の機会を増やそう．

相談支援事業所，患者家族会などと連携をはかることが重要である．

図4は，高次脳機能障害のある方が，地域でリハビリテーション医療を受ける際の基本となる制度内容を時間軸に沿ってまとめたものである．40歳までは，障害者総合支援法を利用し障害者手帳を取得する．特に図中に太字下線で記したサービス（行動援護，同行援護，自立訓練，自立生活援助，就労移行支援，就労継続支援 A，B，就労定着支援，共同生活援助（グループホーム），移動支援，地域活動支援センター，高次脳機能障害支援普及事業などを利用する．一方，40歳を過ぎると，脳卒中は，介護保険制度を利用することになるが，復職などの就労を目標にする場合，その支援サービスは社会保険制度にはないので，前述の障害者総合支援法を利用することになるため，担当のケアマネジャーや主治医はこの点を指導する必要がある．この点は，厚生労働省も「介護保険制度にはないサービスは総合支援法のサービスが利用可能である（平成 19（2007）年 3 月）．」と述べている．

最後に

脳卒中患者の社会復帰を支援する方策について，誌面の許す範囲で述べてきた．筆者は，患者が，必ずしも社会復帰あるいは復職ができなくても，社会参加することを目標に日々，診療を行っている．人間は社会的な動物であり，人に認められたい，自分は価値のある存在であることを求めているからである．このような視点から，家族を含め，患者の支援者に対し，**表 1** に列挙したことを伝えている．患者の呈する社会的行動障害には意味があると捉え，患者に寄り添いながら，納得のもとで同じ方向に向き合う姿勢が大切だと考えている．

文 献

1) van der Kemp J, et al：Return to work after mild-to-moderate stroke：work satisfaction and predictive factors *Neuropsychol Rehabil*, **29**：638-653, 2019.
   Summary 121 名の軽度から中等度の脳卒中患者について，最も復職に関連する要因は，発症 2 か月後の総合的な認知機能とうつ状態の程度であった．
2) Fride Y, et al：What are the correlates of cognition and participation to return to work after first ever mild stroke? *Top Stroke Rehabil*, **22**：317-325, 2015.
3) Kauranen T, et al：The severity of cognitive deficits predicts return to work after a first-ever ischaemic stroke. *J Neurol Neurosurg Psychiatry*, **84**：316-321, 2013.
4) Edwards JD, et al：Return to work after young stroke：A systematic review. *Int J Stroke*, **13**：243-256, 2018.
5) 東京都高次脳機能障害者実態調査検討委員会（会長：渡邉　修）：高次脳機能障害者実態調査報告書．平成 20（2008）年 3 月．

6) 渡邉　修ほか：東京都における高次脳機能障害者総数の推計. *Jpn J Rehabil Med*, **46**：118-125, 2009.
   Summary　東京都の1年間の高次脳機能障害者の推計発生数は3,010人，都内の推定高次脳機能障害者総数は49,508人．主な原因疾患は脳血管障害が80%，脳外傷が10%を占めた．したがって我が国全体では，高次脳機能障害者総数は約50万人と推定された．

7) Cicerone KD, et al：Cognitive Rehabilitation for Traumatic Brain Injury and Stroke：Updated Review of the Literature from 1998 through 2002. Report of the Cognitive Rehabilitation Task Force, Brain Injury—Interdisciplinary Special Interest Group, American Congress Rehabilitation Medicine, 2002.

8) Cicerone KD, et al：Evidence-based cognitive rehabilitation：updated review of the literature from 1998 through 2002. *Arch Phys Med Rehabil*, **86**：1681-1692, 2005.

9) 渡邉　修ほか：記憶障害に対するリハアプローチ―外的補助手段の有効性について―. 認知神科学, **3**：184-187, 2002.

10) Wang SB, et al：Cognitive behavioral therapy for post-stroke depression：A meta-analysis. *Affect Disord*, **235**：589-596, 2018.
   Summary　脳卒中後のうつに対する認知行動療法の効果について，無作為比較試験を含む23の研究報告（全脳卒中患者1,972名）のメタ解析を行った．その結果，うつに対し有意に認知行動療法の効果があると報告した．さらに不安感情や日常生活動作にも良い結果をもたらしたと述べている．

11) Ward SK, et al：Group cognitive behavioural therapy for stroke survivors with depression and their carers. *Top Stroke Rehabil*, **23**：358-365, 2016.

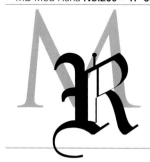

特集／脳卒中患者の社会復帰を支える

失語症のある人への意思疎通支援
—失語症者向け意思疎通支援者養成事業の概要と福岡県での経過—

佐藤文保[*1]　髙橋雅子[*2]

Abstract　脳卒中によるコミュニケーション障害である失語症の社会復帰について，現在全国で進められている意思疎通支援者養成事業を軸に概説する．

2016年の「障害者総合支援法」の見直しに基づき，2018年度より失語症者向け意思疎通支援事業が都道府県や市町村の地域生活支援事業に追加された．この事業は失語症のある人の社会参加における多様なコミュニケーションニーズに対応する知識と会話技術を備えた意思疎通支援者を養成し，実際の場に派遣するものである．事業は失語症のある人の生活期を支える新たな手立てであり，その存在を社会に知らせ，理解を促す意義がある．福岡県では2020年度までに31名の意思疎通支援者が登録された．養成と派遣に向けて課題は山積しているが，自治体，地域・市民，当事者・家族，医療・介護職が連携し，事業体制を構築することが求められている．言語聴覚士は失語症に最も近い専門職としてのかかわり方が問われている．

Key words　失語症(aphasia)，意思疎通支援者養成(training communication supporter)，派遣(dispatch)，社会参加(social participation)，言語聴覚士(speech-language-hearing therapist)

はじめに

『仕事では言葉が使えないから，受け入れてもらえない』『買い物に行って店員さんから話しかけられても，欲しいものが答えられない』『路線案内図を読むことができない』『役所や銀行を利用するときに，名前を自分で書いて下さいと言われる』．失語症のある人の悩みはこのように，日常生活の様々な場面に及んでいる[1]．

脳の損傷で失語症になり，「聞いて理解する」「話す」「読んで理解する」「文字を書く」などの言語の4側面が障害されると，病前のように相手の意図や情報を適切に理解し，自らの考えを伝えることは難しくなる．言語聴覚士(以下，ST)がかかわ

るコミュニケーション障害の中でも，失語症は言語の4側面すべてに何らかの問題が生じること，一人ひとり症状が違い，回復の過程は様々であることなどから，家庭や職場・学校などへの社会復帰も簡単ではない．NPO法人 日本失語症協議会の調査によれば，国内には20〜50万人もの失語症のある人がいると推計されている．調査対象の発症年齢は20代から70代以上まで分布し，50代が最も多く38％，次いで60代が24％と，就労や経済的支援が必要な世代だが，復職は8％に満たない[2]．こうした状況についての訴えが実り，これまで聴覚や視覚障害に対する手話通訳やガイドヘルパーなどの養成・派遣が中心であった意思疎通支援事業に，2018年度からは失語症のある人向け

[*1] Fumio SATO，〒 811-3195 福岡県古賀市千鳥1-1-1　国立病院機構福岡東医療センターリハビリテーション科，言語聴覚士長／一般社団法人 福岡県言語聴覚士会，会長
[*2] Masako TAKAHASHI，医療法人社団誠和会 牟田病院リハビリテーション部，言語聴覚士／一般社団法人 福岡県言語聴覚士会失語症サポート委員会，委員長

の意思疎通支援者(以下，支援者)の養成と派遣が公的な支援事業として加わった[3]．

本稿では現在までの流れと全国の動向，福岡県言語聴覚士会の取り組みを紹介し，失語症のある人の社会参加促進を目的とした事業の課題を挙げる．

失語症者への地域生活でのこれまでの支援

失語症のある人に対し行われてきた主な支援を以下に4つ挙げた．社会参加促進の視点では，地域的な偏りも含め，量・質ともに十分なものとはいえないものであった．

1．当事者家族会

失語症の当事者や家族がつながり支え合う失語症友の会は，1970年代後半から各地に増え，全国失語症友の会連合会(1984年〜)による全国の集い開催など活発な活動が続いた．しかし2000年以降，介護保険制度の拡がりによる会員の減少，会員・家族の高齢化，言語聴覚療法の対象の拡大による支え手の減少などの影響で各地の友の会活動は縮小傾向にある．連合会を引き継いだNPO法人 日本失語症協議会(1999年〜)は，加盟友の会数が減少傾向にある中，失語症に関する情報発信や要望の陳情を継続し，この事業の開始に大きな貢献をしている．

2．失語症専門のデイケア，デイサービス，作業所

全国には失語症のある人を主な対象としたデイケア，デイサービスや作業所もある．失語症への理解とサポートのある環境で，地域の仲間とともに安心して過ごせる場であるが，失語症デイケア，デイサービスは全国に27か所(2017年時点)と多くはない．

3．身体障害者手帳

身体障害者手帳は障害の種類別に重度の側から1〜6級の等級が定められ，障害者サービスや就労支援の受給に必要である．失語症は音声・言語障害3，4級の判定のみで身体障害者手帳を未取得なケースも多い．日本失語症協議会は社会生活の障害に見合う等級が得られるよう陳情を続けている．

4．失語症会話パートナー(以下，会話パートナー)

会話パートナーとは，『失語症者と会話のパートナーシップを分かちあいながらコミュニケーションを図り，その人の意思疎通を援助する人』である[4]．カナダの Aura Kagan(1988年)による失語症のある人への会話支援[5]を東京の言語聴覚士グループが導入し，2000年に第1回の養成講座を開催した．2004年にはNPO法人 言語障害者の社会参加を支援するパートナーの会和音(以下，和音)が養成プログラムを体系化して各地に拡がった．2015年には全国15団体以上が養成活動を行い，会話パートナーは友の会や会話サロンなどの集いの場や個人を支援している[6]．我孫子市，四日市市など自治体による養成・派遣制度が先進的に行われている地域もある[7]．会話パートナーは，意思疎通支援者のモデルである．

失語症者向け意思疎通支援者養成事業

事業は，支援者を養成する「養成研修」と，登録した支援者を派遣する「派遣事業」の2つの柱からなる．

1．養成研修

2015年度に厚生労働省(以下，厚労省)が実施した「失語症のある人に対する意思疎通支援者のニーズ調査」[8]から，各地で統一して用いられる意思疎通支援者養成カリキュラム(以下，養成カリキュラム)が作成された．養成カリキュラム[3]は，必修科目(40時間)と選択科目(40時間)で，到達目標を表1に示した．研修時間数は手話通訳など他の意思疎通支援者に準じて設定された．必修科目を修了後に都道府県に支援者として登録され，派遣事業に従事する．選択科目は，登録後のスキルアップを目的に適宜履修するよう準備されている．カリキュラムは講義だけでなく，ロールプレイや失語症当事者とのやりとりで会話技術を習得する実習を重視し，実習場所として友の会や会話サロンを想定している．なお厚労省と日本言聴覚

表 1. 失語症者向け意思疎通支援者養成カリキュラム

【必修科目】(40 時間：講義 12 時間，実習 28 時間)	
養成目標	失語症者の日常生活や支援の在り方を理解し，1 対 1 のコミュニケーションを行うための技術を身につける．さらに，日常生活上の外出に同行し意思疎通を支援するための最低限必要な知識及び技術を習得する．
到達目標	失語症者との 1 対 1 の会話を行えるようになり，買い物・役所での手続きなどの日常生活上の外出場面において意思疎通の支援を行えるようになる．
講義内容	失語症概論(2)/失語症者の日常生活とニーズ(1)/意思疎通支援者とは何か(0.5)/意思疎通支援者の心構えと倫理(0.5)/コミュニケーション支援技法Ⅰ(4)/外出同行支援(1)/派遣事業と意思疎通支援者の業務(1)/身体介助の方法(2)
実習内容	身体介助実習(2)/コミュニケーション支援実習Ⅰ(18)/外出同行支援実習(8)

【選択科目】(40 時間：講義 8 時間，実習 32 時間)	
養成目標	多様なニーズや場面に応じた意思疎通支援を行うために，応用的な知識とコミュニケーション技術を習得するとともに，併発の多い他の障害に関する知識や移動介助技術を身につける．
到達目標	電車・バスなどの公共交通機関の利用を伴う外出や，複数の方への支援，個別訪問などの場面を想定し，失語症者の多様なニーズに応え，意思疎通の支援を行えるようになる．
講義内容	失語症と合併しやすい障害について(1)/福祉制度概論(1)/コミュニケーション方法の選択法(2)/コミュニケーション支援技法Ⅱ(4)
実習内容	コミュニケーション方法の選択法(10)/コミュニケーション支援実習Ⅱ(22)

士協会は，各都道府県での養成研修を担う講師を養成する目的で，2017 年より全国研修会を毎年実施している．

日本言語聴覚士協会が 2020 年に実施した調査[9]によると，2019 年度には全国 21 の地域で養成研修が開催された．実施主体は県単独が 17 地域，指定都市・中核市と県との共同実施が 4 地域となっている．

2．派遣事業

派遣事業は 2019 年度に全国 10 の地域で実施が決定されていた．実施主体は県単独もあれば，県と市や複数市との共催もあった．派遣対象を友の会やサロンなど集団の交流の場に限定する地域がある一方，病院，銀行，役所，買い物などに同行する個別派遣を含む地域もあった．

福岡県での支援者養成事業の経過

福岡県では，県が実施主体となり，福岡県言語聴覚士会(以下，県士会)が委託を受け，2018 年度と 2019 年度に養成研修を開催した．2020 年度は COVID-19 拡大のため養成研修の実施を見送った．なお派遣事業は未実施である．

1．養成研修の概要

県士会では，県内の失語症友の会やサロン(以下，協力団体)の支援や会話パートナー養成にか

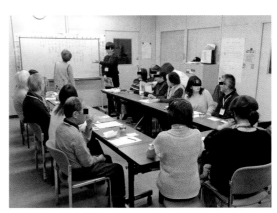

図 1. コミュニケーション支援実習Ⅰの場面

かわってきた ST 6 名からなる失語症サポート委員会を 2018 年に設置した．委員会と県士会理事の計 10 名(以下，サポートメンバー)が中心になって事業を進め，2020 年度までに 31 名の支援者を養成した(男性 7 名，女性 24 名，平均年齢 52.5 歳，24〜81 歳)．

研修は講義中心の集中講義を，2018 年度は 9 月に 3 日間，2019 年度は 6，7 月に 4 日間実施し，その後約半年で，外部実習(コミュニケーション支援実習Ⅰと外出同行支援実習)を分散して行った(**図 1**)．※福岡県言語聴覚士会 HP に概要と書式などを順次公開〔http://st-fukuoka.or.jp/?page_id=5093〕．

表 2. 支援目標チェックシートの項目

◆会話の基本姿勢を活用しましたか？
 ① 子ども扱いをしないで会話ができる
 ② 落ち着いた雰囲気で会話ができる
 ③ お互いの表情がわかる位置や視線で話すことができる
◆理解面を補う会話技術を活用しましたか？
 ① ゆっくり話すことができる
 ② 短い文で話すことができる
 ③ 話の要点を文字・描画・身振りで示しながら話すことができる
 ④ 伝わらなかったときは，繰り返して伝えることができる
 ⑤ 伝わらなかったときは，他の言葉で言い換えることができる
 ⑥ 話題を急に変えないで，会話を進めることができる
◆表出面を補う会話技術を活用しましたか？
 ① 先回りせず，しばらく待つことができる
 ② はい―いいえで答える質問をすることができる
 ③ 質問をする際に，選択肢を準備することができる
◆話の内容を確認する会話技術を活用しましたか？
 ① 反対の質問をして，会話内容の確認ができる
 ② 身ぶりを用いながら，会話内容の確認ができる
 ③ 文字や絵を使いながら会話内容の確認ができる
 ④ 地図やカレンダーを活用しながら会話内容の確認ができる
 ⑤ 話の流れから，何を言いたいか推測できれば訂正せずに会話を
   続けることができる
◆話の要点を書き記す技術を活用しましたか？
 ① 文字を書いて話の要点を書き記すことができる
 ② 文字や絵・図を描いて要点を書き記すことができる
 ③ 簡単な話の要点をパソコンでまとめることができる

2．養成研修の課題
1）研修生の確保と対応

福岡県では 2 年間の定員計 40 名に対し，応募 33 名，登録者 31 名．うち ST が 13 名，失語症会話パートナー養成「あんど」（2003 年～）の会話パートナーが 12 名含まれ，応募者確保に向けての効果的な広報，失語症者と接する機会が少ない研修生への講義・実習の工夫が課題である．現在までは規定の研修科目履修が登録条件だが，達成度評価などの基準も検討課題として上がっている．

2）支援者養成に効果的な実習―評価と指導法―

必修科目 40 時間中，実習には 7 割の時間を割いている．個々の研修生の達成度を確認して目標を設定し，モチベーションの向上をはかるには，指導側の技量，観察場面とマンパワー確保，研修生の状況共有，効果的な評価と指導法など，多くの課題がある．

a）コミュニケーション支援実習Ⅰ（18 時間）：『失語症のある人とコミュニケーションを取るために必要な基本的な会話技術を習得する』ことを目的とし，1 対 1 の会話場面の意思疎通にかかわる技術を習得する[3]．実習は指導 ST との打ち合わせ，支援の実践，振り返りを基本の流れとし，研修生はチェックシート（**表 2**）で支援目標の確認と実習後の自己評価を行った．指導 ST は観察評価からフィードバックや次回の目標設定を行うようにした．会話技術の習得や会話態度には個人差があり，やりとりが早い，待てない，指摘に向き合えないなど様々な課題がみられた．

本事業に先行して実施された『失語症者向け意思疎通支援者養成モデル事業』（以下，モデル事業）でも個人差が報告され[7]，実習で適切な会話態度や技術が習得できていない支援者は，活動が長続きせず，実際の支援にも支障をきたすことが指摘されている[10]．習熟度の把握手段としては，信頼性・妥当性を検証した 18 項目 5 段階尺度の『観察評価尺度』[11]が支援者養成テキストに掲載されているが，評価の活用手続きについても検討が必要である．

b）外出同行支援実習（8 時間）：『外出に伴う問題を援助し，必要に応じ積極的に安心して失語症のある人が外出できるように支援を行う』ための，1 対 1 での外出同行支援スキルの獲得が目的とされる[12]．福岡県では，協力団体のバスハイクに同行し，車中のやりとりや乗降，トイレ休憩，観光，食事，買い物場面で支援を行った．研修生は独自に作成した『外出同行支援実習シート』で準備を整え，実施後の自己評価を行った．指導 ST は直前の確認指導，支援場面の観察助言，終了後のフィードバックを実施した．ニーズを把握出来ずに戸惑う様子，集合時刻や場所の不徹底，自分の買い物で一時離れるような支援意識の低さなど，実際に同行してわかる課題があった．

前出のモデル事業では，失語症者から具体的な依頼内容を引き出すことから始める演習を外出同行支援実習の前に組み込んでいた[9]．外出同行支援実習を実施し，失語症で意思疎通が難しいからこそ支援ニーズの確認がまず重要であり，その先に効果的な外出支援と信頼が導かれることを実感

した．当事者の意思に沿った支援であったかは，事後アンケートで支援を受ける側の声を聞くようにし，当事者の声や難しかった点はニューズレターやHPにも掲載して共有したが，課題を共有し研修に生かす仕組みが必要である．

3）実習の場，当事者活動とのかかわりにおける課題

a）現在は5つの協力団体に実習の場を依頼しているが，事業が進めば派遣と実習先が重なるなど，実習の場の不足が懸念される．未連携の友の会やSTの協力を得て，将来的にはその地域の拠点となるような交流の場が増やせたらと考えている．

b）協力団体の活動に重ねた実習では，会話技術の習得に適したやりとり場面が想定より少ないこともあった．2019年度は当事者を講師とした実習を集中講義期間に組み入れたが，会話技術の習得に向け事業独自の実習を増やすことを検討している．

c）当事者団体の活動にはそれぞれの歴史や特色がある．事業が重要であるからこそ，これまでの活動を尊重した丁寧なかかわりで，新たな連携を築くことが求められる．

4）登録者のスキルと意欲の維持・向上

養成された支援者の視点も忘れてはならない．登録後の支援活動が継続してあることがスキルの維持と習熟，モチベーション維持には重要である．選択科目研修やニューズレター送付を行っているが，派遣を想定した実践的研修，派遣事業の具体化が急がれる．

3．派遣事業に向けて─モデルケースの実施─

1）研修としての同行支援（派遣）

先に述べたように福岡県では派遣事業は未実施であるが，2020年度にサポートメンバーを通じて失語症者2名より，不動産情報収集（**図2**）と，運転免許証返納手続きなどの同行支援依頼を受けた．これを派遣事業に向けてのモデルケースとし，同行支援研修を計3回，感染対策を取ったうえで実施した．両ケースとも目的は達成され，「支

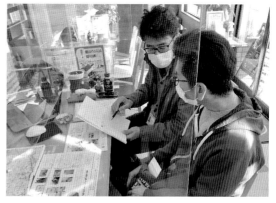

図2．不動産業者での同行支援研修

援者なしでは難しかったと思う」という感想をいただいた．

2）モデルケースからの課題

a）**必要書類の準備，コーディネーター対応，第三者への説明**：事業利用の書類一式を，必要性と記入しやすさの視点で準備し，コーディネーター役のSTが失語症者の記入を援助して支援者に依頼内容を伝えた．第三者（業者，役所）と失語症者とのやりとりに支援者が加わるため，事業に関する情報を先方に伝えて支援の了承を得て，当日は事業案内と支援者証を携行したが，相手や場面により伝え方には臨機応変な対応が求められた．派遣に必要な書類，コーディネーター対応，相手への説明の検討は，支援活動を支える鍵になると思われた．

b）**個別派遣に必要な支援者スキル**：第三者とつなぐ場面では，1対1の会話場面よりも高度なスキルを要した．支援者は第三者にゆっくりしたやりとりを依頼し，会話内容の要点筆記（内容を視覚的・直感的に理解できるよう，支援者がその場で要点を絞って文字や記号で書き示す方法）を行い，失語症者の理解と意思を要所で確認して支援した．個別派遣に向けては，選択科目研修で三者間のやりとりを想定したロールプレイを十分に行う必要がある．

c）**当事者ニーズの把握とマッチング**：失語症のある人の具体的支援ニーズは多岐にわたり，さらにその場で変化する可能性がある．モデルケースでは不動産情報収集に途中から物件の内覧や仮契約のニーズが加わり，時間も延長するなど，予

定外のことが生じた．杉浦が，「コミュニケーション支援計画書」作成を体系化する必要性を述べているように[13]，依頼者情報やニーズをどの程度事前に把握し，展開を予測し，事前準備ができるか，その分野の知識や経験を備えているかなどが問われるであろう．また支援者の技量・習熟度での派遣範囲（集団交流／個別派遣）の設定や，派遣内容でのマッチングも重要となると思われた．

3）事業の意義：失語症者へのエンパワメント効果

不動産情報収集のケースでは1回目の同行支援の仮契約後に，失語症当事者が単独で業者を再訪問して再考し，他業者での情報収集を目的に2回目の同行支援を依頼した．当事者は当初「言葉が出にくいことで不当に扱われるのでは」と不安を示していたが，同行支援がエンパワメント効果をもたらし，積極的行動，社会参加が促進されたと考えられた[14]．関係者は事業の意義を改めて認識している．

コロナ禍でみえた事業の課題と意義

2020年度はCOVID-19拡大の影響で，全国的に養成事業や失語症交流の場は休止を余儀なくされたところも多いと聞く．和音による『緊急事態宣言下での失語症会話パートナーの活動について』のWEB調査[15]では，オンラインでの当事者会開催や電話・手紙での活動継続もみられたが，79％の会話パートナーが活動を休止していた．失語症のある人とは，顔を見ながらことばを交わし，文字や絵を書き示し合い，身振り手振りも交える「密なコミュニケーション」が自然で効果的なやりとりとなるが，こうした対面コミュニケーションや集会での感染リスク，基礎疾患のある失語症者の重症化リスク，STの勤務先からの参加制限なども休止に影響していると思われる．

緊急事態宣言が解除になった時期に，福岡県では感染予防策を行いながら再開した会話サロンもあった．COVID-19の情報を把握できず，外出を恐れて引きこもり，体力が低下した当事者もいた

という．コロナ禍を経験する中で，感染症流行下や災害時こそ，コミュニケーション弱者が情報に接し社会とつながる支援の必要性が痛感された．同時に，事業が地域の失語症のある人の存在を認識するための良い手立てとなり得る意義も改めて感じた．これらの課題や意義を関係者と共有し，事業を進めていきたい．

職能団体としての課題

1．派遣事業における体制整備

2019年度に派遣事業実施を決めた地域は全国10地域で[8]，福岡県も派遣には至っていない．派遣事業は原則として市町村の地域生活支援事業の中で行うものであるが，整備が整わない場合は，「地域の実情に応じて都道府県がこの事業を行うことができる」と意思疎通支援事業実施要領に明記されている．職能団体としては，県や市町村と連携し，失語症のある人のニーズや現状を把握し，体制整備や予算の確保に努める必要がある．

2．派遣事業の土台＝地域の環境づくり

事業を地域で拡げるために，失語症のある人や関係者にこの事業を知らせ，利用や協力を促すには何ができるだろうか．例えば自治体HPや地域ケア会議などで事業を広報し，失語症者への支援に関心を持つ人を増やし，失語症者の潜在的ニーズを友の会や臨床の場で掘り起こして派遣につなぎ，派遣の例を再び発信する．市町村，当事者・家族，医療・福祉職とSTの連携で地域包括ケアシステムへの位置づけを徐々に進められれば[16]，将来的には支援者の地域偏在の解消にもつながる可能性がある．

また，本事業においては言語障害での身体障害者手帳取得が利用要件として厚労省から提示されている．生きた事業にするために，関係者は該当者の手帳取得の機会を逃さないことと，今後は現在の判定基準（3，4級）以外にも判定基準を拡げるなど，必要な人が利用できる制度設計や柔軟な対応が望まれる．

おわりに

2020年10月に循環器病対策推進基本計画が閣議決定し，失語症を有する者への社会的理解や支援の必要性が明記された．この制度を失語症のある人が利用し，社会参加につなげるには，土台となる環境作りと，多様な支援ニーズに対応できる支援者の育成が不可欠である．言語聴覚士は失語症に最も近い専門職として，また個別の支援ニーズを把握できる存在として，この事業へのかかわり方が問われている．支援者養成を担う職能団体として，自治体や地域と連携し，他地域の例に学びながら事業の推進と課題解決に努めたい．

謝　辞

本稿の執筆にあたり，ご助言や資料をご提供頂きました，非営利活動法人 日本失語症協議会理事長 園田尚美様に深謝申し上げます．

文　献

1) 一般社団法人 日本言語聴覚士協会：失語症のある人の日常生活とニーズ．令和2年度失語症者向け意思疎通支援者指導者養成研修テキスト，pp. 21-43，2020.
2) NPO法人 全国失語症友の会連合会：失語症の人の生活のしづらさに関する調査　結果報告，2013.
3) 村山太郎：失語症社向け意思疎通支援とは―これまでの経緯など．地域リハ，13：98-103，2018.
4) 小林久子：失語症会話パートナー養成．コミュニケーション障害，21：35-40，2004.
   Summary 失語症者向け意思疎通支援者のモデルとなった養成活動．
5) Kagan A：Supported conversation for adults with aphasia：methods and resources for training conversation partners. *Aphasiology*, 12：816-830, 1998.
6) 小林久子：失語症における参加制約．言語聴覚研．7：73-80，2010.
7) 安保直子：世田谷区における失語症者向け意思疎通支援者養成の取り組み．地域リハ，13：115-118，2018.
8) みずほ情報総研報告書：平成27(2015)年度総会社支援状況等調査研究事業報告：意思疎通を図ることに支障がある障害者等に対する支援の在り方に関する研究．2016年3月．〔https://www.mhlw.go.jp/file/06-Seisakujouhou-12200000-Shakaiengokyokushougaihokenfukushibu/0000130378.pdf〕(2020年12月14日アクセス)
9) 一般社団法人 日本言語聴覚士協会：厚生労働省令和元(2019)年度障害者福祉推進事業失語症者向け意思疎通支援者の効果的な派遣実施に向けた調査研究報告書．2020年3月．
10) 竹中啓介：失語症のある人向け意思疎通支援者の養成と派遣．高次脳機能研．38：155-159，2018.
11) 竹中啓介ほか：失語のある人との会話における対話者の会話態度と会話技術を評価するための観察評定尺度の開発および，信頼性と妥当性の検討．コミュニケーション障害．35：55-63，2018.
   Summary 適切な会話態度や会話技術を評価するための方法が記載されている．
12) 一般社団法人 日本言語聴覚士協会：外出同行支援．令和2年度失語症者向け意思疎通支援者指導者養成研修テキスト，pp. 125-144，2020.
13) 杉浦加奈子：四日市市における失語症者への意思疎通支援事業の経緯と取り組み．地域リハ，13：110-114，2018.
14) 吉川雅博：失語症者の社会参加促進に向けた支援．愛知県大教福論集，59：27-33，2010.
15) 安保直子ほか：緊急事態宣言下での失語症会話パートナーの活動について．2020．〔https://drive.google.com/file/d/1jiDJLAwCesRIrwuqNivWfhZDZM5rZ388/view〕(2021年1月3日アクセス)
16) 立石雅子：失語症者の地域支援体制構築に向けて―失語症者向け意思疎通支援者養成事業―．言語聴覚研，17：11-18，2020.
   Summary 失語症者向け意思疎通支援事業の経緯や今後の展望について述べられている．

MB Med Reha **No.260**：**54-60**, 2021

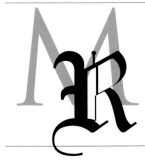

特集／脳卒中患者の社会復帰を支える

自動車運転再開の可否判断と問題点・注意点

加藤徳明*

Abstract　脳卒中患者の自動車運転再開の可否判断として「高次脳機能障害者の自動車運転再開の指針」を推奨しており，細目を改定し Ver. 3 とした．まず運転免許適性試験合格基準を満たし，免許取消しとなる病気がないことを確認する．認知症，症候性てんかんなどの有無，感覚障害の程度，視野障害・半側空間無視の有無の確認も十分に行うべきである．次に，机上評価や運転シミュレーター検査などで高次脳機能障害は軽度か回復したことを確認する．失語症者では机上評価の結果解釈には注意を要し，非言語的な検査を積極的に活用する．半側空間無視を生じていれば，軽度であっても十分な評価をして慎重に判断する．障害や運転能力への自己認識や感情コントロールの状態の把握も重要である．次に実車教習にて「安全運転可能」の判定を受け，公安委員会から許可を得て運転再開とする．職場復帰後の運転業務は，医学的な判断に加え，作業内容をよく知る企業側の判断も重要であろう．

Key words　脳卒中(stroke)，運転再開(driving resumption)，自動車運転シミュレーター(driving simulator)，職場復帰(return to work)

はじめに

　脳卒中患者が自動車の運転再開を望んだ際に，運動麻痺，視野障害，高次脳機能障害などの後遺症により再開が可能であるか判断に迷うことが多い．運転再開が可能な患者に対しては基準を定め根拠を持って安全性を判断し，運転再開を支援すべきである．ただし，運転再開に際して注意すべき合併症や後遺症に関して吟味せずに，神経心理学的検査の結果のみで判断することは避けなければならない．本稿では，まず我々が勧める運転再開の手順を概説し，運転再開時の問題点・注意点とその対応を解説する．

運転再開の可否判断

　我が国では，道路交通法第 103 条で免許の取消し・停止の病気を定めており，脳卒中は主に道路交通法施行令第 33 条の 2 の 3 で示す「自動車等の安全な運転に必要な認知，予測，判断または操作のいずれかの能力を欠くこととなるおそれがある症状を呈する病気」に該当する．該当する場合は，都道府県警察が設置する安全運転相談窓口[1]への相談を勧めるが，運転と病状に関する所定の診断書の提出を求められることが多く，相談前に多くの医療機関で評価を行っているのが現状である．我々は「高次脳機能障害者の自動車運転再開の指針 Ver. 2」[2]に基づき運転再開支援を行っており，日本高次脳機能障害学会より公開された「脳卒中，脳外傷等により高次脳機能障害が疑われる場合の自動車運転に関する神経心理学的検査法の適応と判断」[3]を参考に一部を改変し，Ver. 3 とした(**図1**)．脳卒中患者全般に利用できると考えており，以下 1〜5 に具体的な対応・評価の流れを述べる．

---

* Noriaki KATO, 〒807-8555 福岡県北九州市八幡西区医生ケ丘 1-1　産業医科大学リハビリテーション医学講座，講師

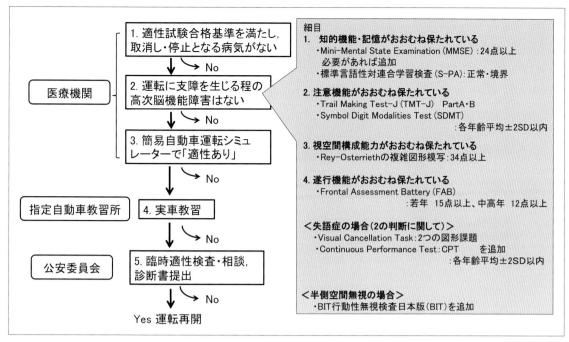

図 1. 高次脳機能障害者の自動車運転再開の指針 Ver.3

(文献 2 の表 2, 図 2 を改変)

表 1.
普通免許の適性試験合格基準(道路交通法施行規則第 23 条　抜粋し簡略化)

視　力	・両眼で 0.7 以上, および片眼で 0.3 以上 ・片眼で 0.3 未満の場合は, 他眼視力が 0.7 以上で視野が左右 150° 以上
色彩識別能力	・赤, 青, 黄が識別できる
聴　力	・10 m の距離で 90 dB の警音器の音が聞こえる (上記の聴力はないが, 後写鏡を用いて後方から進行してくる自動車を確認できる)
運動能力	・以下の身体の障害がない 　・体幹機能障害のため腰をかけていることができない 　・四肢の全部を失ったまたは四肢の用を全廃した ・安全運転に必要な認知または操作に障害があるが, 改造などにより安全な運転に支障を及ぼすおそれがない

1. 運転免許適性試験合格基準(表 1)[4], 免許取消し・停止となる疾患・病態の確認

　発症後に視力低下や視野欠損を生じていないか, 色彩異常や難聴がないかの確認は大前提である. 身体的には運動麻痺や感覚障害の程度を把握する. また, 免許取消しに該当する疾患, 特に認知症や 2 年以内のてんかん発作がないかの確認は重要である. 対応に関しては後述する.

2. 高次脳機能評価

　運転にかかわる高次脳機能(図 2)[5]として, 一般的な「知的機能」が保持されていることは前提である.「注意機能」は, 聴覚性に比べ視覚性注意がより必要となり運転の各場面で利用され, 走行位置

や車間距離の把握などを司る「視空間認知機能」も重要視される. 半側空間無視(unilateral spatial neglect；USN)は, 方向性注意と視空間認知の両者の障害といえる. 道路標識など文字の把握やカーナビの音声に従う「言語機能」も利用しているが, 直接運転技能にかかわる機能ではないため, 失語症患者は判断が難しい. 位置情報や速度, 標識内容, 交通規則の「記憶機能」, 効率の良い道順での移動や, 天候や渋滞の影響を考慮した運転計画などの「遂行機能」も運転には必要である. 認知機能低下や運転能力に対する「自己認識」も重要視されている. 易怒性や焦燥感は運転に悪影響を与えるため「感情コントロール」も重要である.

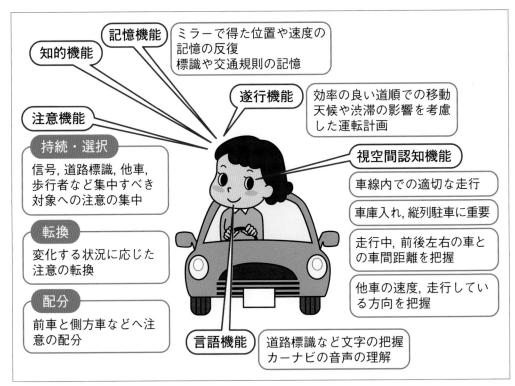

記憶機能
ミラーで得た位置や速度の記憶の反復
標識や交通規則の記憶

知的機能

遂行機能
効率の良い道順での移動
天候や渋滞の影響を考慮した運転計画

注意機能

持続・選択
信号, 道路標識, 他車, 歩行者など集中すべき対象への注意の集中

転換
変化する状況に応じた注意の転換

配分
前車と側方車などへ注意の配分

視空間認知機能
車線内での適切な走行
車庫入れ, 縦列駐車に重要
走行中, 前後左右の車との車間距離を把握
他車の速度, 走行している方向を把握

言語機能
道路標識など文字の把握
カーナビの音声の理解

図 2. 運転にかかわる高次脳機能

（文献 5 の図 1 を改変）

判定に関しては, **図1**の細目が参考の一つになる. 知能・記憶は Mini-Mental State Examination (MMSE), 注意機能は Trail Making Test 日本語版(TMT-J)と標準注意検査法(Clinical Assessment for Attention；CAT) の Symbol Digit Modalities Test(SDMT), 視空間認知機能は Rey-Osterrieth の複雑図形(ROCF)の模写, 遂行機能は Frontal Assessment Battery を必須とし, 失語症患者は言語機能の関与が少ない注意機能検査の追加, USN 患者は BIT 行動性無視検査日本版(Behavioural Inattention Test；BIT)の追加を推奨した. この細目は, 最低限実施する検査を示しており, 検査時間に余裕がある医療機関では, その他の詳細な検査を追加しても問題はない. 判断に注意を要する事項は後述する. なお, 上記 Ver 3. は福岡県安全運転医療連絡協議会の参加施設で用いている共通の基準に反映している.

3．運転シミュレーター(driving simulator；DS)評価

簡便な DS が開発されており, 実施している医療機関が増えた. 安全に危険場面を設定でき, 経済的に運転能力を測定できる利点がある. 我々は簡易自動車運転シミュレーター(simple driving simulator；SiDS)を推奨しているが, 他の DS を用いて運転能力を評価しても良い. DS 評価は神経心理学的検査に比べ路上評価成績を正確に予測したという報告[6]はあるが, DS と実際の路上での運転能力は完全には一致しないということは覚えておくべきであろう.

4．実車教習

DS を含めた医療機関の評価が境界域の例, 失語症のため検査結果の解釈が難しい例, 麻痺などのため改造が必要な例は, 免許の保有を確認したうえで実施を検討する. 障害が軽度で神経心理学的検査の成績がほぼ正常であれば省略しても良いだろう. ただし, 実施できない自動車学校も多く, すでに免許停止を受けている場合や診断書が未提出の場合は実施できない可能性もあり確認が必要である. また, 実車教習の結果は教習員の主観に左右されやすく, 判定内容や基準は統一されていないため今後の課題である.

表 2. 免許取消しとなる一定の病気と対応

症候性てんかん	・最低 2 年間の無発作の確認のうえ，医師の判断の元に運転が許可される． ・発作を生じたことがなくても，以下の場合は運転再開時期を慎重に検討する． 　・皮質を含む大きな病変 　・手術を要した患者
糖尿病患者の低血糖	・無自覚性の低血糖症は免許取消しとなる． ・意識消失の前兆を自覚し，意識消失の防止措置ができれば許可する． ・運転時の低血糖対策指導，低血糖時の自動車停止の指導を行う．
うつ	・「安全な運転に必要な能力を欠くこととなるおそれのある症状を呈していない」場合は免許の取消しにしない． ・内服薬などで抑うつ症状がある程度改善していれば通常の評価で判断する．
重度の眠気を呈する 睡眠障害 （睡眠時無呼吸症候群）	・持続的陽圧呼吸治療により「重度の眠気が生じるおそれがない」状態を確認する．
認知症	・以下の四大認知症の診断であれば免許は取消しとなる． 　・アルツハイマー型認知症 　・血管性認知症 　・前頭側頭型認知症（ピック病） 　・レビー小体型認知症

（文献 12 表 5 を改変）

5．公安委員会の臨時適性検査・相談，診断書提出

医療機関（もしくは実車教習の両方）で「運転再開可能」と判定すれば，警察の安全運転相談窓口[1]（運転免許センターなど：全国統一相談ダイヤル#8080）に連絡するよう勧める．医師の診断書が必要であれば提出し，臨時適性検査にて運転が可能かまた条件が必要かどうか判断を受ける．診断書の内容のみで運転再開の許可をしている地域もあり，各自治体で内容や対応に違いがあるので確認が必要である．

問題点・注意点とその対応

1．運転再開判断の時期

カナダ（オンタリオ州）[7]やオーストラリア[8]では脳卒中後 1 か月程度は運転再開を控えることが勧められている．また，英国では運転能力を阻害する障害が 1 か月以上持続する場合は報告する制度があり[9]，米国では医師に対し障害の状態を届けるよう義務付けている州もある[10]．我が国では免許停止などの規制はないため，海外の状況を鑑み，発症後に一定期間（私見では最低 1 か月）は運転再開を控え，再発の危険が極めて低く，意識障害やせん妄がなく，障害の進行がなく全身状態が安定し，机上検査が実施できる耐久性が回復した

ことを確認したうえで評価を行うことを勧める．運転再開を急いでいなければ，さらに期間をあけて能力の回復を待って評価を実施したほうが良い．

2．合併症

警察庁丁運発第109号の中には，「一定の病気に係る免許の可否等の運用基準」が別添され[11]，ある程度の判断の目安が記載されている．脳卒中後に遭遇しやすい一定の病気を抜粋し，その対応を**表 2**に示す[12]．

1）症候性てんかん

てんかん患者は，道路交通法上は最低 2 年間の無発作を確認のうえ，医師の判断の下に運転が許可される．しかし，発作を生じたことのない患者に対する規定はない．発作のおそれが高いと判断すれば運転再開保留を促すこともある．運転再開時に発作の可能性があることは説明する必要がある．

2）うつ

脳卒中後のうつは臨床でしばしば遭遇するが，内服薬などで抑うつ症状がある程度改善していれば，前述の手順で評価を進めて問題ない．

3）睡眠時無呼吸症候群(sleep apnea syndrome；SAS)

SAS の随伴症状である過剰な日中の眠気が脳卒中発症に関連することが報告されており[13]，脳卒中患者では合併の有無を把握する必要がある．

4）糖尿病

合併すると脳梗塞再発率が高いが，運転に関しては低血糖による意識障害に注意が必要である．運転中の低血糖経験者は10％で，交通事故を2％が経験し，主治医より運転時の低血糖指導を受けた患者は16.5％と少なかったという報告がある[14]．運転再開時に教育・指導は重要である．

5）認知症

脳卒中を繰り返し血管性認知症の診断となれば，免許交付の拒否・取消しの対象となる．2013年の法改正では医師による任意の届出制度，質問票の虚偽記載への罰則制度，免許を取消された者の免許再取得に係る試験の一部免除に関する制度が制定された．また，75歳以上の免許更新時に認知機能を評価する講習予備検査が2017年の法改正により強化され，「第1分類（記憶力・判断力が低い）」と判定されれば違反行為の有無にかかわらず医師の診断を義務付け，検査自体も更新時のみでなく新たに政令で定める特定の違反行為をしたときにも課されることとなっている．

3．脳卒中後遺症

1）視野欠損

脳卒中で多い視野欠損は後頭葉や視放線損傷による対側の同名半盲であり[15]，視放線の一部の病変では同名1/4半盲を生じることがある．いずれの場合も視力が0.7以上あれば，法的には運転は許可されるが（表1），我々は同名半盲患者に運転再開は勧めていない．海外では半盲患者でも路上評価で適性があれば運転再開を許可している研究[16]はあるが，頭位や眼球運動，注意機能で代償ができているかが重要である．半盲患者では，SiDSの注意配分検査で片側への反応が著明に遅れるが，代償できる患者には運転再開を勧めて良いだろう．しかし，現在までに「適性あり」となった半盲患者はいないのが現状である．

2）運動麻痺，感覚障害

脳卒中後に運転再開を検討する者は，そのほとんどが表1の運動能力の基準を満たし，通常は改造や運転補助装置の利用により運転可能となる．上肢麻痺が重度であれば健側にステアリンググリップの使用を勧め，右下肢麻痺が重度であれば，左下肢でペダル操作が行えるように改造する．DSは，ハンドル操作の拙劣，ペダルの踏み外し，過度の視覚代償など，ハンドルやペダル操作の評価に有用である．運動麻痺だけでなく感覚障害の把握は重要であり，公安委員会や教習所では運動麻痺が運転に及ぼす影響は理解されやすいが，感覚障害の影響を適切に判断するのは困難であり，医学的な評価や判断が重要である．

3）高次脳機能障害

a）注意障害：注意機能は「持続・選択」，「転換」，「配分」などに分けられ，**図2**の通り様々な運転場面で利用しており重要な機能である．スクリーニングにはTMTがあり多くの施設で用いられているが，様々な図版があり基準値が大きく異なるため注意が必要である．今後はTMT-Jの使用を勧める．

b）半側空間無視，視空間認知障害：USNが明確であれば，無視側を見落とすため運転は危険である．また，軽症化しても行動範囲の拡大とともに思いがけない障害を露呈することがあり，慎重に判断する必要がある．運転再開にはBIT通常検査の6つの下位検査でカットオフ以上であることが望ましいが，1つでもカットオフ以下となった場合は，見落とし・誤反応を精査して，半側空間無視が疑われれば，「運転を控えるべき」と判断する．BITは課題施行に時間制限がないので，抹消試験で所要時間を測定し延長している例（線分抹消試験で1分以上，文字抹消試験で2分40秒以上，星印抹消試験で1分40秒以上[17]），生活・行動面でUSNが疑われる例，視覚消去現象が明らかである例は，「運転を控えるべき」と判断することを勧める[3]．視空間認知障害の検査としては，ROCFの模写を推奨しており，34点を運転適性のカットオフとしている（**図1**）．

c）失語症：失語症が重度で，交通標識に記載されている文字や数字の理解ができない場合は「運転は控えるべき」であるが，読解や聴理解，道

路標識の認識に困難があっても運転を再開しているという報告[18]や言語能力のみを運転適性の指標とすべきでないという報告[19]がある．我々も失語症 16 名を含む 54 名の脳損傷者の検討で，失語の有無や重症度で路上評価の合否に有意差はなかった．また，MMSE，TMT-B，CAT の SDMT，Visual Cancellation の数字・仮名課題などは失語症があると成績が低下するので判定時には注意を要する．失語症患者の判定には TMT-A，ROCF，CAT の Continuous Performance Test，Visual Cancellation の図形課題を重視することを推奨する[12]．

d）自己認識低下：認知機能低下の自覚がある患者は路上評価に合格する[20]．運転の限界を自覚できる脳卒中患者は DS の車間距離の変動が少ない[21]などの報告があり，一般的には病識や運転能力の自覚は運転再開において重要であると考えられる．自己認識低下がある患者の運転再開は，日常生活や社会生活の情報や観察を含め全体像を把握し総合的に判断すべきである．運転頻度や距離を減らす[22]，危険性を避けるように運転行動を変容する[23]など，病識や運転能力の自覚を持ち運転するよう指導，教育することが重要である．

e）感情コントロール低下

令和 2（2020）年 6 月の道路交通法改正で妨害運転（あおり運転）に対する罰則が規定され，感情コントロールが低下し易怒性や焦燥感があり対人関係が良好に保てない患者に関しては，今後は「運転を控えるべき」と判断したほうが良いかもしれない．

就労・職場復帰に際して

運転再開の許可が出れば，夜間や長距離など悪条件でない限り，通勤での運転は通常可能となる．仕事中の運転業務に関しては，業務の形態や内容，運転する距離や時間帯もかかわるため，医療機関では判断しにくい．就労時の医学的な注意点と普通免許の運転再開の判断を得たうえで，必要な能力や技術，作業内容をよく知る企業側が責任を持って判断すべきであろう．運転業務再開に際して短時間・短距離からなど段階的な復帰が理想であり，企業側の理解・協力が不可欠である．患者と企業側が協議し，夜間業務（運転）をしないなど体力や健康に配慮した勤務体制に変更することも重要である．医療機関は産業医（労働者が 50 名以上の企業には必須，1,000 名以上では専属が必要）や産業保健スタッフと連携し，能力が十分にありながら制限してしまうことがないように，お互いに責任を分かち就労を支援する必要がある．

第二種免許（乗客・旅客を運ぶ目的で運転する：タクシーやバスなど）の運転は禁止されている疾病があるため確認が必要である．てんかん患者は投薬なしで過去 5 年間発作がなく今後も再発のおそれがないと判断される必要がある．植え込み型除細動器や両室ペーシング機能付き心臓再同期療法患者は，第二種免許に基づく運転は禁止である．失語症患者は口頭命令に従うことや語を列挙することが不可能であれば，他者との円滑なコミュニケーションが困難になるので，第二種免許の適性はないと考えられる．

まとめ

脳卒中患者の自動車運転再開に関して具体的対応を概説した．合併症として認知症，症候性てんかんの有無の確認は大前提であり，うつや SAS などの合併症の把握も十分に行うべきである．後遺症としては運動麻痺だけでなく感覚障害の評価，視野障害・USN の有無の確認，高次脳機能障害の評価を実施すべきである．失語症患者では注意検査など机上検査の解釈は慎重に行う必要があり非言語的な検査も積極的に実施すべきである．職場復帰後の運転業務は，医学的な注意点と普通免許の運転再開の判断を得たうえで，必要な能力や技術，作業内容をよく知る企業側と十分協議する必要がある．「脳卒中・脳外傷者の自動車運転に関する指導指針」を日本リハビリテーション医学会策定委員会で取りまとめ，2021 年度に公表予定であり，参考にされたい．

文　献

1) 警察庁：安全運転相談窓口（旧運転適性相談窓口）について．〔https://www.npa.go.jp/policies/application/license_renewal/conferennce_out_line.html〕

2) 蜂須賀研二：自動車運転再開の指針と判断基準案．蜂須賀研二（編），高次脳機能障害者の自動車運転再開とリハビリテーション 2, pp. 103-108, 金芳堂，2015.
   Summary 高次脳機能障害者の自動車運転再開の指針（Ver. 2）の内容が詳細に記載されており，運転再開の手順が理解できる初学者必読の書.

3) 石合純夫ほか：脳卒中，脳外傷等により高次脳機能障害が疑われる場合の自動車運転に関する神経心理学的検査法の適応と判断．高次脳機能研，**40**：291-296，2020.
   Summary 日本高次脳機能障害学会から発行されており，運転に関する神経心理学的検査法の適応と判断がフローチャートに沿って確認できる.

4) 道路交通法施行規則第 23 条．e-Gov 法令検索〔https://elaws.e-gov.go.jp/search/elawsSearch/elaws_search/lsg0500/detail?lawId=335M5000000 02060#478〕

5) 加藤徳明ほか：高次脳機能障害と自動車運転．*MB Med Reha*，**220**：79-85，2018.

6) Lundqvist A, et al：Neuropsychological aspects of driving after a stroke-in the simulator and on the road. *Appl Cognit Psychol*, **14**：135-150, 2000.

7) HEART & STROKE FOUNDATION OF ONTARIO：Public resources for Stroke, Driving and the Health Care Professional Rules and Guidelines.〔http://swostroke.ca/wp-content/uploads/2011/11/Driving_Fact_Sheet_June_2007_FINAL.pdf〕

8) National Transport Commission AUSTRALIA：Public resources for Assessing fitness to Drive for commercial and private vehicle drivers. 2017〔https://austroads.com.au/__data/assets/pdf_file/0022/104197/AP-G56-17_Assessing_fitness_to_drive_2016_amended_Aug2017.pdf〕

9) Drive & Vehicle Licensing Agency：Medical conditions, disabilities and driving.〔https://www.gov.uk/driving-medical-conditions〕

10) Schultheis MT, et al（編著），三村　將（監訳）：医療従事者のための自動車運転評価の手引き．pp. 262-267，新興医学出版社，2011.

11) 警察庁：一定の病気等に係る運転免許関係事務に関する運用上の留意事項について．平成 29（2017）年 7 月 31 日．〔https://www.npa.go.jp/laws/notification/koutuu/menkyo/menkyo20170731_109.pdf〕

12) 加藤徳明：脳疾患・脳外傷における自動車運転再開・中止の手順．高次脳機能研，**40**：297-303，2020.

13) Davies DP, et al：Snoring, daytime sleepiness and stroke：a case-control study of first-ever stroke. *J Sleep Res*, **12**：313-318, 2003.

14) 松村美穂子ほか：糖尿病患者における自動車運転中の低血糖発作の実態　低血糖発作による交通事故低減への啓発．糖尿病，**57**：329-336，2014.

15) Rowe FJ, et al：Vision In Stroke cohort：Profile overview of visual impairment. *Brain Behav*, **7**：e00771, 2017.

16) Bowers AR：Driving with homonymous visual field loss：a review of the literature. *Clin Exp Optom*, **99**：402-418, 2016.

17) 小泉智枝ほか：半側空間無視診断における抹消試験遂行時間の意義—BIT パーソナルコンピュータ版による検討—．神心理，**20**：170-176，2004

18) Mackenzie C, et al：Resumption of driving with aphasia following stroke. *Aphasiology*, **17**：107-122, 2003.

19) Golper LA, et al：Aphasic adults and their decisions on driving：an evaluation. *Arch phys med Rehabil*, **61**：34-40, 1980.

20) Schanke AK, at al：Comprehensive driving assessment：neuropsychological testing and on-road evaluation of brain injured patients. *Scand J Psychol*, **41**：113-121, 2000.

21) Blane A, et al：Assessing Cognitive Ability and Simulator-Based Driving Performance in Post-stroke Adults. *Behav Neurol*, Article ID 1378308, 2017.〔https://doi.org/10.1155/2017/1378308〕

22) Labbe DR, et al：Predictors of driving avoidance and exposure following traumatic brain injury. *J Head Trauma Rehabil*, **29**：185-192, 2014.

23) Ross P, et al：On the road again after traumatic brain injury：driver safety and behaviour following on-road assessment and rehabilitation. *Disabil Rehabil*, **38**：994-1005, 2016.

MB Med Reha **No.260**：**61-66**, 2021

特集／脳卒中患者の社会復帰を支える

中途障害者における就労継続支援体制の現状と課題

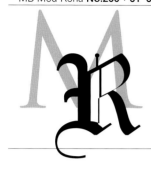

八重田　淳*

Abstract　中途障害者の入院中から退院後までの就労支援を継続的に支援する際には，障害者職業カウンセラーやジョブコーチなどと医療職との連携が重要である．医療機関における就労支援には，医師，看護師，保健師，臨床心理士，社会福祉士や精神保健福祉士，作業療法士などの各種セラピスト，そしてリハビリテーションエンジニアなどもかかわることができる．しかし，就労支援を含む職業リハビリテーションのサービスの流れは，医療職にどれほど認知されているだろうか．本稿では，就労支援の流れとして，①「職業アセスメント」，②「就労可能性」の判断，③「福祉的就労」と「一般雇用」という選択肢，④作業所や職場における「職業評価・訓練」，⑤地域社会における「就労定着支援」，そして，⑥社会復帰として「ケース終結」に至るまでの継続的な就労支援の流れを概説し，関連職種の役割と機能に関する課題をまとめた．

Key words　職業リハビリテーション(vocational rehabilitation)，就労継続支援A型・B型事業所(work support service agencies type A & B)，就労移行支援(work transition services)，復職支援コーディネーター(return to work coordinators)

はじめに

一般に仕事探しをする方法としては，①インターネットの求人情報やハローワークの活用，②人間関係(いわゆるコネ)，③自分で仕事を始めるなどが考えられる．①の方法で仕事探しをする場合には，求人側とのアポイントメント・面接・採用に至るまでに様々な能力が求められる．例えば，求職側の情報収集力・連絡調整力・意思決定力，そしてスピードなどである．しかし，こうした能力があっても採用に至らない場合もある．さらに，その能力自体に制限があり，それが職業的な障害となっている場合，雇用は簡単にはいかない．

中途障害者の退院後の再就職や復職には，入院中からの早期支援と退院後の継続的な支援が有効と考えられる．そこでは，医療職，ソーシャルワーカー，就労支援職が，本人の障害特性，各種検査結果，予後予測，職業経験の有無と内容，家族関係要因などの情報を共有し，それぞれの役割分担を明確にしたうえで連携をとることが極めて重要となる．しかし，実際に院内就労支援と退院後就労継続支援を，いつ誰がどのように行うことで，どの程度の有効性が認められるかを示す知見は限られている．

中途障害者の退院後の就労については，継続的な就労を支援できる体制の整備が必要であるが，復職や再就職を叶えるためには，通勤支援を含めた生活支援も欠かせない．仮に退院後に多職種連携・多機関連携によって患者が再就職できたとしても，すぐに離職してしまえば，やり直しとなり，時間も費用もかかる．離職は，本人の自信喪失を引き起こし，精神的な安定に悪影響を及ぼす可能性がある．仕事を失うと，体を動かす機会の減少

* Jun YAEDA，〒112-0012 東京都文京区大塚3-29-1 筑波大学大学院人間総合科学学術院リハビリテーション科学学位プログラム，准教授

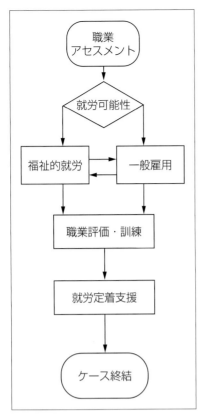

図 1．就労支援の流れ

やモチベーションも下がり，身体機能や認知機能の低下が懸念される．中途障害者が仕事を通して再び心身の健康を取り戻し，最終的にリハビリテートできるようになるためには，どのような支援が望ましいのだろうか？

　本稿では，中途障害者の就労継続支援として「あるべき」流れをフローチャートで示し，その内容と多職種によるかかわりについて概説した．医療職を含む多職種間の情報共有をはかられるためには，障害者の就労継続支援・就労移行支援・職業リハビリテーション支援を含む全般的な就労支援の流れを把握する必要がある．この流れは複雑なものではない．中途障害者の医療リハビリテーションから職業リハビリテーション，そして社会復帰へとつなげるための一つのサービス供給モデルとして活用され得る．

就労支援の基本的な流れ

　中途障害者の病院から職場へのスムーズな移行を実現するには，職種間での明確な役割期待と役割遂行が肝心である．**図 1** は，「職業アセスメント」による「就労可能性」の選択肢として「福祉的就労」と「一般雇用」があり，その後，作業所や職場で「職業評価・訓練」そして「就労定着支援」が継続的に提供され「ケース終結」に至るという就労支援の単純な流れを 6 つのフェーズで示したものである．

　以下，これら 6 つのフェーズについて順次概説し，併せて，就労支援にかかわる様々な職種に関する説明や人材育成に関する現状と課題について考察した．

1．職業アセスメント

　図 1 において，まず開始点である「職業アセスメント」のフェーズでは，クライエントのインテーク面接，個別就労計画書や個別職業リハビリテーション計画書の策定に必要な情報収集が含まれる．この情報には，クライエントの運動機能，認知機能，神経心理学的な検査結果，希望する仕事（イメージでも良い），好きなこと，得意なこと，職業経験の有無と内容，家族情報などが想定される．

　この段階でかかわる職種としては，職業リハビリテーションのインテーク・スペシャリストなどがいる場合は，これが最も望ましい．インテークする職種がいない場合は，医師や医療ソーシャルワーカーなどによる情報収集が可能である．より専門的なアセスメントが必要と判断された場合は，各都道府県にある地域障害者職業センターの障害者職業カウンセラーなどに問い合わせることができるだろう．

　この職業アセスメントの結果は，その後の就労支援の流れを左右する可能性があるため，妥当性と信頼性については十分留意したうえで慎重に運用されることが望ましい．

2．就労可能性

　次に，上記で収集した情報をもとに，クライエントの「就労可能性」を判断する．前述の通り，この判断は職業アセスメントの結果として今後の方向性を決める極めて重要な局面となるため，多職種によるケース会議などで判断することが望ましい．

表 1. 福祉就労の場

	旧来名称	内　容
就労継続支援 B 型事業所	授産施設	一般就労が困難なため，就労支援を継続的に行う事業所 全国事業所の平均月額工賃はここ数年で 16,000 円ほど
就労継続支援 A 型事業所	福祉工場	雇用契約を基本とするため原則最低賃金以上の支給があり，ここ数年の平均月額工賃は 76,000 円ほど
就労移行支援事業所		一般就労への移行を支援する事業所で，就労スキルを向上させるための訓練が提供される. 原則として工賃・賃金支給はないが，就労定着支援がある.

ここで，「就労可能性」という用語について説明する. 仮に「就労」を work と訳すなら，「就労可能性」は workability となる. 一方，就労の幅を広げ，一般雇用(employment)を含めるなら，これは「雇用可能性」(employability)となる. 本稿ではこの 2 つの可能性を総括して便宜的に「就労可能性」としてある. したがって，この次にあるフェーズでは「福祉的就労」と「一般雇用」という選択肢を含めた.

この「就労可能性」の判断は簡単ではなく，何より責任が伴う. どこの誰がどのような方法で，就労可能性を判断するのかについては，前述のインテーク・スペシャリストの他に，職業評価を専門とする公認職業評価士(certified vocational evaluation specialist；CVE)という有資格の専門職が考えられるが，これはアメリカの職種であり，我が国には同様の資格は見当たらない. このため，ハローワークなどとの連携を通して，地域障害者職業センターの障害者職業カウンセラーがその評価を必要に応じて担っている. 就労可能性の判断は，妥当性と信頼性が認められた各種の職業評価法を用いて総合的に判断されることになる.

しかし，クライエントが就職する前に職業評価そのものに時間と労力をかけ過ぎて，クライエントが疲弊し，就労意欲を失くしてしまうことがよくある. こうした反省から，現在では，職業「前」評価ではなく，職業評価そのものを就職「後」に，実際の作業場や職場で行う方法にシフトしている(図1の4つ目，職業評価・訓練フェーズに該当).

3．福祉的就労と一般雇用

クライエントがどの程度実際に働けるのかを予測する確かな方程式はない. 障害の多様性ゆえに，雇用か非雇用かを判別する信頼性の高い予測

式は限られている. もし専門家が「就労可能性はない」と判断した場合，話はそこで終わってしまう. そうではなくて，専門家はその可能性を見出す方法を開発すべきである. 可能性の有無を一時点で決めるより，可能性を除外せず(zero exclusion：除外ゼロの原則)，どのように就労可能性を高めるかに焦点を当てるべきである. この意味で，就労可能性の先にある「福祉的就労」と「一般雇用」は双方向の矢印で結ばれている. 福祉的就労で始めても，そこから一般雇用の事業所に就職となるケースもあれば，その逆もある.

まず，福祉的就労の場としては，(1)就労継続支援 B 型事業所，(2)就労継続支援 A 型事業所，(3)就労移行支援事業所の 3 タイプがある(表1).

一般雇用は，障害者雇用枠であり，障害者雇用率制度が適用される通常の職業リハビリテーションサービスである. 法定雇用率は，民間企業の場合，2021 年から全従業員の2.3%(障害者雇用の義務割合)であるが，この数字を達成する企業は，障害者雇用人数分の「報奨金」を受け，未達成企業は不足人数分の「納付金」を納付する. 法定雇用率を達成している企業は，以前は中小企業が多かったが，近年では大企業の 5 割以上が特例子会社の設立や障害者雇用管理を通して法定雇用率を達成しており，企業アイデンティティと職業リハビリテーションの推進の追い風となっている.

各都道府県にある地域障害者職業センターは公共職業安定所(ハローワーク)と連携を取り，こうした民間企業の事業主に対し，障害者雇用管理などのコンサルテーションも実施している.

このフェーズにかかわる職種は，福祉的就労の場合は，表1の事業所スタッフと職場適応援助者(ジョブコーチ)であり，一般雇用の場合は，地域

障害者職業センターにおける障害者職業カウンセラーである．ハローワークの専門職員，医療ソーシャルワーカー，臨床心理士などは，この両方にかかわることになる．近年では，復職支援コーディネーター（医療と就労の両立支援）や作業療法士をはじめとし，言語聴覚士，理学療法士などの各種セラピスト，医師，看護師，保健師も就労支援にかかわるようになっており，就労支援側からすると大変好ましいことといえる．海外でも"Voc-In Hospital"（Vocational Rehabilitation in Hospital：病院での職業リハビリテーション）といった表現を時々耳にする．就労支援を提供できる病院は人気が高いという．ただし，就労支援に関与する職種が増えると，就労支援の役割と機能が拡散して責任の所在が不明となるため，注意を要する．

4．職業評価・訓練

次のフェーズは，「職業評価・訓練」である．1つ前の，「3. 福祉的就労と一般雇用」で挙げた福祉的就労にかかわる3つの事業所を利用している人も，一般雇用（障害者雇用枠）の職業リハビリテーションサービスを利用している人も，その仕事に向かうための職業スキルや職業適性が評価され，それに応じて適切な職業訓練を受けている．

以前は，職業評価と訓練をクライエントの就職前に十分に行うべきだとする，やや保守的な考え方があった．これが全くなくなったわけではないが，別の考え方として存在するのが「まず就職を」というものである．これが，援助付き雇用（supported employment）における就職優先型の考え方である．援助付き雇用のサービス体系は2つある．まず，1つ目は，訓練をしてから就職し，職場で訓練をし，定着のための継続支援を行う流れである．これを「訓練（Train）→就職（Place）→訓練（Train）→定着支援（Follow-up）」（TPTF）アプローチという．2つ目は，職業前訓練を定型のサービスとして行わず，まずは就職に力点を置く．そのために職域開発（job development）に力を入れる．そして就職したら，実際の職場で職業

訓練をし，ジョブコーチ付きの雇用により職場定着につなげるというものである．ジョブコーチは，職場仲間による自然な支援体制（natural support）を構築して継続的な支援を行いつつ，徐々に職場から撤退していく．これは，「就職（Place）→訓練（Train）→定着支援（Follow-up）」（PTF）アプローチとして知られる[1]．つまり，就職「前」に評価や訓練を行うのではなく，就職「後」に実際の職場で職業評価（on the job evaluation；OJE）を行い，実際の職場で職業訓練（on the job training；OJT）を行うべきとする考え方である．

「職業評価・訓練」は，福祉的就労の場でも特に就労継続支援A型事業所における受託作業を通じて，ある程度提供されている．また，一般就労に向けた職業訓練は，職業能力開発センター（職業訓練校）と公共職業安定所（ハローワーク）の連携により，離職者訓練や求職者支援訓練を公的職業訓練（ハロートレーニング）が無料で提供されている．

5．就労定着支援

「就労定着支援」のステップは，クライエントの離職を予防するために欠かせない継続的な支援である．本稿のタイトルにおける「就労継続支援体制」を強化するためには，この「就労定着支援」が鍵となる．

この支援は，職業リハビリテーションプロセスの最終段階であるが，現在よりさらに強化する必要がある．そうでないと，クライエントが早期離職，自信喪失，無職となり，最初に逆戻りということになりかねないからだ．就労であれ，雇用であれ，その人の「働く場所」を安定的に確保し続けることは，就労支援・職業リハビリテーションにおける極めて重要なゴールである．しかし，この「就労定着支援」は障害者職業カウンセラーや職場適応援助者（ジョブコーチ）だけでは数が足りない．

そこで，実際の職場仲間による前述の自然な支援（natural support）を形成するという方法がとられているわけだが，その職場仲間も職場にいつまでもいるとは限らない．Natural support 自体

が社員の業務負担となり，人間関係の悪化につながり，かえってうまくいかないことも考えられる．ジョブコーチによる継続的な就労定着支援のケースが極端に増えると，職場での就労支援の破綻も考えられる．したがって，定着支援そのものを専門的に行う人材をもっと増やすべきである．

　現在我が国では，「企業在籍型ジョブコーチ」が上記の役割を担っているが，その数はまだまだ少ない．法定雇用率の達成は大企業ほど多く，雇用される障害者数も年々増加しているため，就労支援のケース数は確実に増えている．企業がジョブコーチを専属で雇う場合，職業訓練，職業評価，定着支援を担当する人材資質の根拠として，資格制度の有無をみる場合がある．職業リハビリテーションにかかわる専門性を持たせて専門資格化するというアプローチは，アメリカ，カナダ，オーストラリアなどで長い間展開されている．公認リハビリテーションカウンセラー(certified rehabilitation counselor：CRC)，公認職業評価士(certified vocational evaluation specialist：CVE)，ジョブコーチの他に，就労定着スペシャリスト(job placement specialist)や，職場開拓を専門とするジョブ・デベロッパー(job developer)など，呼称は様々で複数の資格を持つ場合もあるが，こうした多種多様な就労支援プロフェッショナルの養成は，海外では普通に行われている．

6．ケース終結

　「ケース終結」は，就労支援の流れの帰結として社会復帰を果たした状態である．職場復帰，そして，社会復帰が成功したという「正の終結」であれば問題はないが，中断，中止，失敗というような「負の終結」になると，最初のステップに逆戻りとなる場合もあれば，サービスがそこで完全にストップしてしまう恐れもある．

　就労支援と職業リハビリテーションのサービスを必要としている人がいる限り，**図1**で示した就労支援のサイクルは続くことになる．ケース成功のフェーズに到達した障害者数や成功比率といった指標を用いて，職業リハビリテーションの事業

評価を実施し，ベストプラクティスを実践しているサービス事業所を，サービス利用者が選択できるようにすることが基本である．そのためには，何をもって「ケース成功」とするかに関する合意形成が大切である．職業リハビリテーションのアウトカムとして，当該専門職から最も妥当と判断されているのが「職場定着」の期間である．当事者の主観的な働きがい(quality of working life；QWL)といった質的内容を含む指標も同様に重要であるが，このアウトカム指標の確からしさをさらに追求する必要がある．

社会復帰を支える就労継続支援：今後の課題

　今後の課題は，就労支援の流れを管理する専門職の資質確保と，医療から社会復帰に至るまでの長期間を継続的に担当できる職種と場所の整備である．

　障害者職業カウンセラーは，医療・福祉・教育と雇用をつなぐ職種として活躍しているが，その数は全国に500名程度しかいない．仕事を求めてハローワークや障害者職業センターに来所する生産年齢人口の障害者の他に，障害者手帳を持っていない人も大勢いる．精神保健・自立生活・就労支援を必要とする求職者や高齢者に対して，総合的な職業リハビリテーションサービスを継続的に提供しようとする場合，500人では足りない．この不足分をソーシャルワーカー，ジョブコーチ，作業療法士，キャリアカウンセラー，キャリアコンサルタントなどが補充することはできても，彼らが，専ら職業リハビリテーションを提供する専門職として雇われない限り，有効な職務遂行には自ずと限界がある．

　本稿で示した就労支援全体の流れを俯瞰的に見ることのできる人材，そして，それぞれのフェーズにおける進捗具合やサービスの質を評価し，サービスの管理運営能力が高い人材が今以上に必要である．医療機関の場合は，すでにこうした役割を遂行している職種がいることも想定されるが，今後，例えば「臨床リハビリテーションカウン

セラー」あるいは「医療職業リハビリテーションカウンセラー」のような高度専門職の養成を，医学部，看護学部，リハビリテーション学部，そして大学院教育プログラムに特化して推進してはどうだろうか.

　近年になって公認心理士の資格制度がようやく整備されたが，公認リハビリテーション心理士，公認リハビリテーションカウンセラーといった専門職の資格認定制度確立までは至っていない. 医療，福祉，教育，職業のリハビリテーションをつなげるリエゾン的な役割を果たす新しい職種が，医療機関やリハビリテーションセンターで機能することが望まれる.

　例えば，現在の我が国における「障害者職業カウンセラー」が医療機関に採用されるのが当たり前という状況になれば，より充実したリハビリテーションサービスの実現は可能となる. 障害者職業カウンセラーは，地域障害者職業センターにその多くが勤務しているわけだが，ここを辞職す

ると，その名称を名乗ることができないのが現状である. 障害者職業カウンセラーは，地域で職業リハビリテーションサービスを提供する中核的な役割を担っているが，福祉的就労にも多くかかわっており，ジョブコーチと協働し，一定以上の成果を挙げている. この「人と仕事をつなぐプロフェッショナル」は，医療機関でも十分に活躍できる. 医療機関には，就労支援を早期から始める体制の整備，そして中途障害者の退院後における就労継続支援体制の整備が求められている.

文　献

1) Rubin SE, Roessler RT : Foundations of the Vocational Rehabilitation Process 4th ed, pp. 1-460, Pro-ed, 1987.
　Summary　職業リハビリテーションのプロセスを網羅したもので，アメリカのリハビリテーションカウンセラー教育で最も使われている書籍の一つ. 2016 年に第 7 版が出ている.

MB Med Reha No.260：67-75, 2021

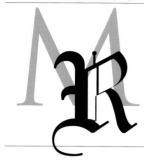

特集／脳卒中患者の社会復帰を支える

治療と仕事の両立支援における
リハビリテーションの役割
—両立支援コーディネーターの視点から—

佐藤さとみ*1　鈴木久美子*2　加藤宏一*3　豊田章宏*4

Abstract　脳卒中後の復職は，本人の回復意欲・復職意欲と事業場の理解・協力，医療機関の情報提供が鍵である．本邦では，働き方改革の一環に治療と仕事の両立支援を掲げ，医療機関と事業場の協働を推進している．治療と仕事の両立支援において，医療機関およびリハビリテーションの役割は，患者の「復職したい」という希望について，実現可能か評価し，その方法を探り，本人を含めた関係者と共有できるよう発信することと考える．特に，軽度～中等度に障害が残存するが障害者手帳取得には至らない事例で，リハビリテーションの細やかな評価と事業場との情報共有は欠かせない．治療と仕事の両立支援における医療機関と事業場の協働は，患者・従業員が治療に集中できる環境をつくり，生活者・労働者に復帰できる仕組みを整えることを可能にすると考える．

Key words　脳卒中(stroke)，復職(return to work)，情報共有(information sharing)，治療と仕事の両立支援(the promotion of health and employment support)

はじめに

脳卒中になった従業員が復職を希望した際に，事業場から次のような事柄を確認されることがある．① 元の業務はできるのか，② 環境や方法を変える必要があるのか，③ 完全に治る可能性はあるのか，④ いつまでに治るのか，⑤ 再発するのか．これらは，脳卒中に罹患した患者やその家族も，同様に不安として吐露され，医療従事者に答えを求める．

独立行政法人労働者健康安全機構では，脳卒中罹患後の復職について長年研究を続けている．2015～19年度は，治療と仕事の両立支援モデル事業において，本人・事業場・医療機関をつなぐ役

割として両立支援コーディネーターを養成し，病気になっても仕事が続けられる支援方法や制度の検討を行い，2020年度以降は当機構の事業のみならず，本邦における働き方改革の一環として継続している．

本稿では，当機構の両立支援事業で得られた知見および先行研究などを通じて，本人・家族・事業場から問われる5つの質問について，リハビリテーションではどのような情報提供ができるかを考えていく．

脳卒中のイメージ

なぜ事業場は，「① 元の業務はできるのか，② 環境や方法を変える必要があるのか，③ 完全に治

*1 Satomi SATO，〒143-0013 東京都大田区大森南 4-13-21　東京労災病院治療就労両立支援センター，作業療法士・両立支援コーディネーター
*2 Kumiko SUZUKI，東京労災病院リハビリテーション科，部長
*3 Koichi KATO，東京労災病院脳神経外科，部長／治療就労両立支援センター，両立支援部長
*4 Akihiro TOYOTA，中国労災病院治療就労両立支援センター，所長

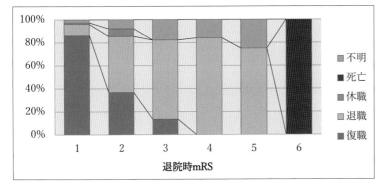

図 1.
退院時 mRS と復職転帰割合

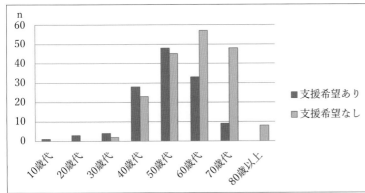

図 2.
年代別・支援希望の有無

る可能性はあるのか，④ いつまでに治るのか，⑤ 再発するのか」という確認をするのか．それは，脳卒中という疾患のイメージにある．政治家，俳優，スポーツ選手など，有名人が脳卒中になり報道される．治療後，軽症で仕事に復帰した者，障害が残存し一線から退く者，亡くなる者など様々である．しかし，『手足の麻痺がある，顔がゆがむ，言葉がもつれる，変だと思ったらすぐ救急車』といったメディアを活用した国民啓発，救急診療体制の整備，治療技術の進歩により，脳卒中に罹患しても軽症で治療を終えていく方々が増えている[1]にもかかわらず，「脳卒中は障害が残る病気」という世間のイメージは未だに強い．

もう一つの脳卒中のイメージとして，「生活習慣病の成れの果て」という認識がある．これは，高血圧，脂質異常症，糖尿病が脳卒中発症の危険因子であると広く認知されている結果と考えられるが，「生活習慣病は怠惰な生活によるもの，自己管理ができない人である」との解釈により，世間の目は厳しい．発症した本人が「こんな病気になって申し訳ない」と思う要因であろう．このような思いは，治療が不十分な状態での早期退院・早期

復職を希望する事例に多くみられる．事業場は，脳卒中になった従業員の復職を検討するにあたり，「また病気になったら」の考えは拭いきれない．

東京労災病院における脳卒中と復職の実態調査

2015〜19 年度に東京労災病院に入院した有職の脳卒中患者を後方視的に調査し，復職転帰，軽度〜中等度に障害が残存した場合の復職状況と両立支援希望の有無について，分析をした．本調査における両立支援とは，急性期病院入院中から医療機関の両立支援コーディネーターがかかわることと定義し，復職に向けてかかわりを希望するか否かで分類する．

調査の結果，分析対象は 309 名（男性 253 名 81.9%，女性 56 名 18.1%，平均発症時年齢 59.3 ±11.7 歳）で，疾患内訳は脳梗塞 59.9%，脳出血 32.3%，くも膜下出血 7.8%であった．治療経過は，急性期病院退院 50.8%，回復期病院などへ転院 49.2%であった．退院時 mRS（modified Rankin Scale）は，1：極軽度・就労可能 47.2%，2：軽度・就労制限 24.6%，3：中等度・生活関連動作介助 14.6%，4：中〜重度・日常生活動作一部介助

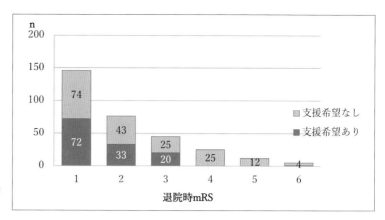

図 3.
退院時 mRS と支援希望の有無

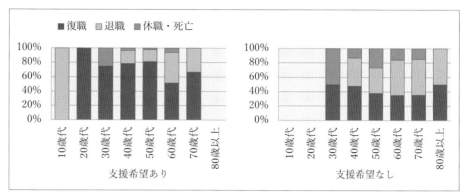

図 4.
支援希望の有無と
年代別・復職転帰割
合

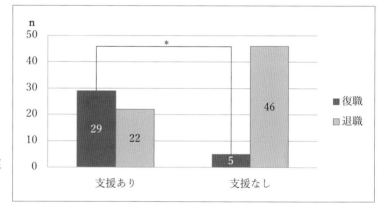

図 5.
退院時 mRS 2〜3 を抜粋した支援希望
の有無と復職数・退職数

8.1％, 5：重度・全介助 3.9％, 6：死亡 1.6％であった. 復職転帰は, 復職 51.8％, 退職 36.2％であり, 退院時 mRS と復職転帰に相関を認めた（**図1**）. 両立支援を希望したのは 40.8％, 希望なしは 59.2％, 平均発症時年齢は支援希望あり 54.5±11.0 歳, 支援希望なし 62.7±10.9 歳で有意差を認めた（**図2**）. 支援希望ありの退院時 mRS は 1・2・3 に集中し, 支援希望なしは 1〜6 に分散していた（**図3**）. 支援希望有無別の年代毎の復職転帰は, 支援希望ありのほうが各年代層において復職

している割合が高い傾向があった（**図4**）. 退院時 mRS 2〜3 に該当する軽度〜中等度に障害が残存した 120 名は, 復職 33.3％, 退職 66.7％で, 支援希望の有無で有意差を認めた（**図5**）.

復職に向けたリハビリテーション

前述の実態調査の結果から, 治療経過が良好で, 入院中早期に院内生活が自立する場合, 自宅退院し復職している. 軽度〜中等度に障害が残存する場合は, 復職よりも退職している. これは,

日常生活動作と生活関連動作は急性期・回復期での集中的リハビリテーションにより自立する可能性はあるが，復職可否については，業務内容や環境，事業場の受け入れ次第という現状が理由と考えられる．実際，軽度に障害が残存する場合，事業場の配慮によって復職していることが多い．中等度に障害が残存する場合，障害者手帳の取得により職業リハビリテーションにつなぐことが可能だが，退職を選択することが多い．

1．リハビリテーションと両立支援

当院では，急性期病院入院中から医療機関の両立支援コーディネーターがかかわることができる体制を整えている．両立支援コーディネーターは，医療チームの依頼を受け，本人と面談し，支援希望を確認してかかわりを開始する．リハビリテーションスタッフは，本人が復職への不安を訴えたり，機能予後から事業場と連携が必要と考えられたりする際に，両立支援コーディネーターに支援を依頼している．リハビリテーションスタッフと両立支援コーディネーターは，治療や面談で得られた互いの情報を共有し，リハビリテーションプログラムや検査・測定を再検討したり，本人への理解促通や事業場への情報開示について相談を進めたり，復職に向けた具体的なアプローチに役立てている．リハビリテーションスタッフと両立支援コーディネーターの協働について事例を通して紹介する．

＜事 例＞ 60歳代，女性．脳出血を発症し，失語症と極軽度の右手巧緻性低下を呈した．職業は，ビル内清掃従事者の正社員である．復職希望はあるが，失語症による理解・表出の低下を自覚し自信のなさを訴え，両立支援を希望した．急性期病院入院中，早期に日常生活動作は自立したが，言語理解・表出を要する生活関連動作に課題が残存し，退院後は復職を目標に通院での作業療法と言語療法を継続した．両立支援コーディネーターは，本人と事業場から具体的な業務内容や希望する復職時期などの情報を収集し，医師・療法士と共有した．通院リハビリテーションでは，両立支援コーディネーターの情報を基に，言語療法で段階的な理解・表出トレーニングを，作業療法で言語的理解表出とともに作業を遂行する複合的トレーニングを行った．両立支援コーディネーターは，本人の希望により事業場への電話連絡に同席した．本人は，事業場に失語症があることを開示し，復職の意思はあるが治療期間を設けたい旨を伝え，了承を得た．両立支援コーディネーターは，本人の了承と医師の指示を得て，脳出血後の一般的な回復経過と再発予防の治療に関する情報提供を行い，担当療法士の評価を基に，清掃に関する動作は可能であるが，口頭での早口な指示が理解しにくい，メモを取ることに時間がかかる，伝えたいことがあっても言葉が出にくいことがあると具体的な内容を伝えた．以後，毎月，電話連絡を継続し，回復状況や事業場の意向などを共有した．復職時期が明確になってきた頃，復職に関する主治医意見書[2)3)]を作成し，事業場に提出した．事業場では，医療機関からの情報を基に，対面・電話での口頭指示を減らすこと，事情を知る同僚を業務における相談者とすること，復職後の一定期間は面談で近況確認をすることを本人に提案した．失語症の改善と事業場の前向きな対応により，発症から約1年後に復職した．

事例のように，復職への課題が明確であれば，リハビリテーションプログラムや主治医意見書の内容も明確になり，本人の復職意欲を維持し，事業場は対応を検討しやすくなる．課題の明確さを左右するのは，リハビリテーション評価にあると考える．また，脳卒中後の配慮を行ううえで，事業場の雇用者や直属の管理者のみならず同僚らの理解と協力が欠かせない．そのための情報開示が鍵であり，患者であり従業員である本人の理解と意思，そして事業場と医療機関の連携が求められる．

2．復職を目標にした医療機関のリハビリテーション

脳卒中後の復職は事業場の理解と協力が鍵になる．医療機関のリハビリテーションの役割は，患

者の「復職したい」という希望について，実現可能か否か評価し，その方法を探り，関係者と情報共有できるよう発信することと考える．特に，発症時年齢が若く，軽度〜中等度に障害が残存すると予測される場合には，細やかな評価や気づきと連携が求められる．

1）患者の「復職したい」希望を聴取する

リハビリテーションの目標設定において，患者の希望を聴取することは必須である．入院時に就労している患者であれば，復職希望は必ず確認したい．5W1H を活用すると情報が明確になる．いつ頃(When)どのように(How)復職したいか，なぜ(Why)それを希望するのか，休職・復職について相談できる事業場の方はどの部署の誰か(Where/Who)，事業場から情報提供されていることは何か(What)．これらの情報を医療チームで共有する．

2）本人が希望する復職が実現可能か評価する

復職が可能な状態か否かの判断は，脳卒中の機能予後予測に基づく．病巣と治療経過の評価，脳卒中リハビリテーションにおける一般的な検査・測定などにより心身機能の評価を行い，復職希望の場合には，職業や生活に関する情報収集と通勤や業務を想定した評価を加える．

職業に関する情報収集(**図 6, 7**)[2][3]は，できるだけ具体的な内容が望ましい．通勤が必要な場合は，通勤手段，時間帯，周辺環境の状況などの情報が役立つ．業務については，発症前に本人が担っていた業務内容に加えて，勤続年数や雇用形態，勤務時間，休憩・残業・休暇取得状況の情報，さらに上席者・同僚らとの関係性，事業場内の支援制度や相談体制などの情報があると良い．また，本人の社会背景は欠かせない．本人の家族構成，生活環境，経済状況などは，働く理由であることが多いからだ．これらの情報をまとめ，本人が希望する復職が実現可能か評価していく．

脳卒中の機能予後や治療経過から，本人が復職を希望していても病状として難しい場合もある．そのときは，復職を希望する理由を具体的に聴取

したうえで，医療チームで共有し，社会資源の活用に向け医療ソーシャルワーカーと協働[4]していく．

3）希望する復職が実現する方法を探る

脳卒中の機能予後および職業情報・社会背景などから，復職が可能と予測される場合，どのような経過で復職に至るか，事業場とどのように連携すれば復職し定着できるかを評価していく．この評価に活用できるのが，模擬体験である．リハビリテーションでは，自宅内や自宅周辺の生活環境を想定し，模擬的環境を作り出して実際にやってみるという手法は一般的に行われている．同様に，業務内容や通勤経路を想定して，模擬的環境でやってみることにより，希望する復職が実現する方法や工夫の方法，事業場の配慮を得たほうが良いことの検討が可能になる．

リハビリテーションでは，評価やプログラムを通じて，本人とともに現状を把握しながら，本人の回復意欲と復職意欲を保ち続ける必要がある．一方で，復職を意識するあまり，本人が基本的な機能回復のためのプログラムに消極的で，リハビリテーションの必要性を理解しない事例もしばしばある．リハビリテーションスタッフは，回復意欲や復職意欲を保ち続けられるような声掛け，模擬体験の提供ができる創造性と再現性，本人および医療チームへのフィードバックの3点を技術として習得できると良い．

4）医療チーム・事業場と共有する

医療機関から行う治療と仕事の両立支援は，医療チームを構成する多職種で情報共有し，本人が治療に集中できる環境を作ることから始まる．脳卒中の治療は，数日から数か月のまとまった治療期間を設けることが多く，その期間を有給休暇で過ごすのか，休職で過ごすのかは，本人・家族・事業場にとって早期に確認したい内容である．事業場は，就業規則によって，傷病の治療を要する従業員への支援制度を設けていることがある．従業員の入院・治療の報告を受けた事業場が，本人・家族に，治療期間中の休暇取り扱いや経済的

職業情報収集票（フォーム）

記載日： 　年　月　日　　記載者：＿＿＿＿＿　情報収集源：（□本人・□家族）

ID	
氏名	
生年月日	
病名	

学歴について

最終学歴　□大学院　□大学　□短大　□専門学校　□高等学校　□中学校
　　　　　□その他（　　　　　　）

現在の職場について（退職している場合は直前の職場について）

事業所名
事業所所在地　〒
　　　　　　　TEL：（　　）　　　　　　FAX：（　　）
従業員数　（　　）名程度
産業医　□いる　□いない　□不明
保健師（看護師）　□いる　□いない　□不明
復職に向けた相談窓口　連絡先：　　担当者：
職員食堂　□有　□無
勤務形態　□正社員　□契約社員（有期労働契約）□嘱託社員　□出向社員
　　　　　□派遣労働者　□臨時的雇用者　□パートタイム労働者　□その他（　）
　　　　　□期間の定め有り⇒　□有　□無
　　　　　・契約更新の予定　□有　□無　□不明
勤務日数　（　　）日/週　（　　）時間/日　～　　）時間/週
勤務時間　・残業　□無し　　・シフト　□無し
　　　　　　　　　□有り（　）時間/週　　　　　□有り（□2交代 □3交代 □その他）
役職（役割）（　　　　　）
勤めた年数　　年
勤めた年齢　　歳　～　歳

仕事内容について

仕事の内容
<産業分類>
□農業、林業　□漁業　□鉱業、採石、砂利採取業
□建設業　□製造業　□電気・ガス・熱供給・水道業
□情報通信業　□運輸業、郵便業　□卸売、小売業
□不動産、物品賃貸業　□学術研究、専門技術サービス業　□金融、保険業
□生活関連サービス、娯楽業　□教育、学習支援業　□宿泊、飲食サービス業
□複合サービス事業　□サービス業（他に分類されないもの）□医療、福祉
□その他（　　）□公務（他に分類されるものを除く）
（主婦等）
※ 日本標準産業分類（平成25年10月改定）
<職業分類>
□管理的職業従事者　□専門的・技術的職業従事者　□事務従事者
□販売従事者　□サービス職業従事者　□保安職業従事者

□農林漁業従事者　□生産工程従事者　□輸送・機械運転従事者
□建設・採掘従事者　□運搬・清掃・包装等従事者　□分類不能の職業（主婦等）
□その他
※ 日本標準職業分類（平成21年12月改定）

職務に必要な具体的能力・動作（複数回答可）
□資格を必要とする業務
□座位での活動　□デスクワーク　□中腰での作業
□立位での活動　□外を歩く（平地）□外を歩く（足場の悪い所）
□しゃがんで行う作業　□階段昇り降り　□ハシゴ昇り降り
□走る　□物を持ち上げる（　　　）kg　□重量のあるものを押す
□物の運搬（方法：　　）□精密作業（細かい手作業）□機械操作（内容：　　）
□重量・重機等の運転　□パソコン作業（文字・文書入力）□パソコン作業（数値入力）
□車両・重機等の運転　□パソコン作業（表・グラフ作成）□パソコン作業（特定のソフト）
□電卓計算　□電話対応　□接客
□書字
□その他

主な仕事環境
□屋外　□屋内　□屋外・屋内両方
□高所　□その他
・階段　□有　□無　・エレベーター　□有　□無
・段差　□少ない　□多い　・トイレ内手すり　□無
・温度管理　□一定　□変動（　℃）温湿度調整（□可　□不可）
・休憩　□各自でとれる　□時間が決まっている
・タバコ　□禁煙　□分煙

職務に伴う危険性
□機械的（プレスなど）□火傷　□感電
□転落　□有害性（化学薬品など）□対人トラブル
□情報漏洩　□その他
□特になし

通勤手段　□自家用車　□バイク　□自転車
　　　　　□徒歩　□公共機関（□電車　□バス　）
通勤時間　約　　分　　　分

復職に対する不安や相談事項などありましたら、ご自由にお書き下さい。

図 6. 当院で職業情報収集に活用している用紙①
労働者健康安全機構「治療と仕事の両立支援コーディネーターマニュアル」内，
pp. 69-70，「職業情報収集票」[2]
〔https://www.johas.go.jp/Portals/0/data0/kinrou/ryouritu/ryouritumanyuaru_
2020_3.pdf〕

職場復帰の可否等について主治医の意見を求める際の様式例

患者氏名		生年月日	年　　　月　　　日
住所			

復職に関する意見	□ 復職可　□ 条件付き可　□ 現時点で不可（休業：〜　　年　　月　　日） 意見
業務の内容について職場で配慮したほうがよいこと （望ましい就業上の措置）	例：重いものを持たない、暑い場所での作業は避ける、車の運転は不可、残業を避ける、長期の出張や海外出張は避ける　など 注）提供された勤務情報を踏まえて、医学的見地から必要と考えられる配慮等の記載をお願いします。
その他配慮事項	例：通院時間を確保する、休憩場所を確保する　など 注）治療のために必要と考えられる配慮等の記載をお願いします。
上記の措置期間	年　　月　　日 〜　　　　年　　　　月　　　　日

上記内容を確認しました。
平成　　年　　月　　日　　（本人署名）＿＿＿＿＿＿＿＿＿＿

上記のとおり、職場復帰の可否等に関する意見を提出します。
平成　　年　　月　　日　　（主治医署名）＿＿＿＿＿＿＿＿＿＿

（注）この様式は、患者が病状を悪化させることなく治療と就労を両立できるよう、職場での対応を検討するために使用するものです。この書類は、患者本人から会社に提供され、プライバシーに十分配慮して管理されます。

図7. 当院で職業情報収集に活用している用紙②
厚生労働省「事業場における治療と職業生活の両立支援のためのガイドライン」内，
「勤務情報を主治医に提供する際の様式例」[3]
〔https://www.mhlw.go.jp/file/06-Seisakujouhou-11200000-Roudoukijunkyoku/0000198521.pdf〕

支援について早期に情報提供し手続きを進めていれば，安心して治療に集中できる．リハビリテーションスタッフは，職業情報を聴取する際に「職場の方と連絡を取っていますか？」の質問をしてもらいたい．

5）医療機関の連携で共有する

軽度〜中等度の障害が残存すると予測される場合，多くは急性期治療後に回復期リハビリテーション病院に転院し，集中的リハビリテーションを行う．地域連携パスや経過報告書などで急性期から回復期へ情報提供を行う．当院を含む近隣医療機関では，地域支援体制づくりとして，情報共有や事例検討を目的とした定期連絡会を開催している．近年では脳卒中後の復職をテーマにしている．このような地域支援体制により，当院から復職を目的に回復期病院へ転院する際には，転院調整時から復職希望に関する情報を共有し，経過報告書などで具体的な情報共有をはかり，リハビリテーションをつないでいくことが可能である．集中的リハビリテーションを終え，自宅と地域での生活に復帰して復職という流れ[5]がある．しかし，生活はできているが，復職前後で心身機能の課題が発覚することがある．現在，リハビリテーション診療には日数などの制限があるが，復職を目指した生活期の支援に対応しやすくなることを期待したい．

3．運転を伴う業務への復職

医療機関で実際に評価することが難しいことがある．それは，運転についてである．

昨今の新しい生活様式により，在宅ワークの導

入によって通勤をしない働き方ができる企業が増えた．しかし，自動車通勤や運転を伴う業務が全くなくなることはないだろう．住吉ら[6]は，都市と地方による交通事情の差により，自動車運転再開の認識の違いがあり，都市では職業としての運転を要するが，地方は通勤としての運転が必須であると報告している．職業での運転は，トラック，トレーラー，バス，タクシーなどである．その他，現場に向かうための運転，デリバリーのための運転，デイサービスなどの送迎のための運転など，運転を要することがある業務は多岐にわたる．

　脳卒中後の自動車運転再開の需要に伴い，医療機関施設内にドライビングシミュレーターを設置したり，自動車教習所や警察署，免許センターなどと連携し，運転適性検査や実車訓練にリハビリテーションスタッフが関与したり，積極的な取り組みの報告が増えている．このように，個人利用の自動車運転については，リハビリテーション分野で進展しているが，職業での運転再開については産業保健分野との連携が必須であり，社会的課題であると考える．

まとめ

　脳卒中後の復職は，本人の回復意欲・復職意欲と事業場の理解・協力，そして医療機関の情報提供が鍵になる．厚生労働省および経済産業省は，事業場に対し，治療と仕事の両立支援制度設立と医療機関との連携を推進している．医療機関およびリハビリテーションの役割は，患者の「復職したい」という希望について，実現可能か評価し，その方法を探り，本人を含めた関係者と共有できるよう発信することである．本稿の冒頭で紹介した5つの質問のうち，① 元の業務はできるのか，② 環境や方法を変える必要があるのかは，その患者の機能予後，心身機能評価，模擬的環境での評価から情報提供ができる．残り3つの質問，③ 完全に治る可能性はあるのか，④ いつまでに治るのか，⑤ 再発するのかは，一般的な脳卒中の疾病特性と治療経過の内容とその患者の機能予後から情報提供ができる．

　医療機関は，患者の休職・復職に関する情報提供はできるが，復職可否の最終決定は事業場であることを忘れてはならない．また，患者は，日々の営みを送る生活者であることを忘れてはならない．治療と仕事の両立支援における医療機関と事業場の協働は，患者・従業員が治療に集中できる環境をつくり，生活者・労働者に復帰できる仕組みを整えることを可能にする．

おわりに

　急性期病院からかかわる両立支援コーディネーターの視点から本稿をまとめた．リハビリテーションにより，罹患後に日常生活・仕事をする生活への復帰を目指すことはできる．しかし，リハビリテーションを含む医療だけでは復帰できない．本人の「仕事に戻りたい」「治療をしたい」という意欲と行動が必須である．また，事業場における治療と仕事の両立支援の体制も必須である．

　社会の変遷や産業の変遷により，働き方が劇的に変化している．リハビリテーションでは，現状の評価から，予後予測を行い，目標を立て，プログラムを提供するが，社会の変遷・産業の変遷は，目標の内容とプログラムの手段に影響を与えるだろう．情報通信技術による産業革命は進み，業務内容や手段だけでなく産業の構成も変化していく．変化に対応できるよう，リハビリテーションスタッフは，情報収集能力と想像・創造力を養っていく必要がある．そして，患者としてだけではなく，生活者としての支援を提供する．一人ひとりへの支援が，社会風土を変える．

文　献

1) 佐伯　覚(編)：脳卒中リハビリテーション医療update. *MB Med Reha*, **236**, 2019.
2) 独立行政法人労働者健康安全機構：治療と仕事の両立支援コーディネーターマニュアル．2020.
3) 厚生労働省(編)：事業場における治療と職業生活の両立支援のためのガイドライン．2020年3月改

訂版.

4) 取出涼子(編)：リハビリテーションに活かすソーシャルワーカーの力. *MB Med Reha*, **230**, 2018.

5) 東京都心身障害者福祉センター：高次脳機能障害者地域支援ハンドブック改訂第4版, 2019.

6) 住吉千尋ほか：脳卒中患者の運転再開の手続きについて―公共交通機関発達状況による比較―. 日職災医会誌, **66**：99-104, 2018.

7) 独立行政法人労働者健康福祉機構(編)：「早期職場復帰を可能とする各種疾患に対するリハビリテーションのモデル医療の研究・開発, 普及」研究報告書, pp.87-94, 2008.

8) 豊永敏宏：脳血管障害における職場復帰可否の要因―Phase3(発症1年6か月後)の結果から―. 日職災医会誌, **57**：152-160, 2009.

9) 田中宏太佳, 豊永敏宏：脳卒中患者の復職における産業医の役割―労災疾病等13分野医学研究・開発, 普及事業における「職場復帰のためのリハビリテーション」分野の研究から―. 日職災医誌, **57**：29-38, 2009.

10) 豊田章宏：職場復帰のためのリハビリテーション―急性期医療の現場から―. 日職災医誌, **57**：227-232, 2009.

11) 深川明世：就労支援における作業療法の技術　障害特性を踏まえた就労計画の立て方　身体障害(脳血管障害)について. OTジャーナル, **43**：771-775, 2009.

12) 徳本雅子ほか：脳卒中急性期リハビリテーションにおける作業療法の意義. 日職災医会誌, **59**：276-280, 2011.

13) 佐藤さとみほか：脳卒中による高次脳機能障害者における治療と仕事の両立支援. 産業精保健, **27**：62-65, 2019.

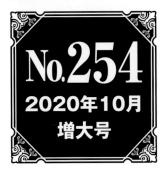

第 23 回日本褥瘡学会学術集会

日　　時：2021 年 9 月 10 日(金)〜11 日(土)

会　　長：安部　正敏(医療法人社団廣仁会 札幌皮膚科クリニック)

開催形式：WEB 開催　※ライブ配信(一部のセッション)＋後日オンデマンド配信あり

テ ー マ：褥瘡を学ぶ新しいかたち 〜仮想空間のふれあいが未来をひらく〜

問い合わせ：第 23 回日本褥瘡学会学術集会　運営事務局

　　　　　　株式会社春恒社　コンベンション事業部

　　　　　　〒 169-0072　東京都新宿区大久保 2-4-12

　　　　　　新宿ラムダックスビル

　　　　　　TEL：03-3204-0401　FAX：03-5291-2176

　　　　　　E-mail：jspu23@c.shunkosha.com

詳細はホームページをご覧ください。

https://www.jspu23.jp/

第 42 回臨床歩行分析研究会定例会

会　　期：2021 年 9 月 12 日(日)

会　　場：オンライン開催

テ ー マ：臨床歩行分析の可能性

大 会 長：大塚 圭(藤田医科大学 保健衛生学部 リハビリテーション学科)

U R L：https://www.fujita-hu.ac.jp/〜42gait_analysis/42gait_analysis/

プログラム

　大会長講演：「臨床歩行分析の可能性」

　特別講演：名倉武雄 先生(慶應義塾大学)

　　　　　　「歩行解析による運動器疾患の評価—変形性膝関節症を中心に」

　ランチョンセミナー：中島一誠 先生(トヨタ自動車)

　　　　　　「リハビリテーション支援ロボットの最新歩行分析技術」(仮題)

一般演題募集期間：2021 年 3 月 15 日〜5 月 31 日

事前参加登録期間：2021 年 4 月 1 日〜8 月 31 日

事務局：

　藤田医科大学保健衛生学部リハビリテーション学科内

　〒 470-1192　愛知県豊明市沓掛町田楽ヶ窪 1-98

　谷川広樹

　E-Mail　42gait_analysis@fujita-hu.ac.jp

FAX による注文・住所変更届け

改定：2015 年 1 月

毎度ご購読いただきましてありがとうございます．

読者の皆様方に小社の本をより確実にお届けさせていただくために，FAX でのご注文・住所変更届けを受けつけております．この機会に是非ご利用ください．

◎ご利用方法

FAX 専用注文書・住所変更届けは，そのまま切り離して FAX 用紙としてご利用ください．また，注文の場合手続き終了後，ご購入商品と郵便振替用紙を同封してお送りいたします．**代金が 5,000 円をこえる場合，代金引換便とさせて頂きます．**その他，申し込み・変更届けの方法は電話，郵便はがきも同様です．

◎代金引換について

本の代金が 5,000 円をこえる場合，代金引換とさせて頂きます．配達員が商品をお届けした際に，現金またはクレジットカード・デビットカードにて代金を配達員にお支払い下さい(本の代金＋消費税＋送料)．(※年間定期購読と同時に 5,000 円をこえるご注文を頂いた場合は代金引換とはなりません．郵便振替用紙を同封して発送いたします．代金後払いという形になります．送料は定期購読を含むご注文の場合は頂きません)

◎年間定期購読のお申し込みについて

年間定期購読は，1 年分を前金で頂いておりますため，代金引換とはなりません．郵便振替用紙を本と同封または別送いたします．送料無料，また何月号からでもお申込み頂けます．

毎年末，次年度定期購読のご案内をお送りいたしますので，定期購読更新のお手間が非常に少なく済みます．

◎住所変更届けについて

年間購読をお申し込みされております方は，その期間中お届け先が変更します際，必ずご連絡下さいますようよろしくお願い致します．

◎取消，変更について

取消，変更につきましては，お早めに FAX，お電話でお知らせ下さい．

返品は，原則として受けつけておりませんが，返品の場合の郵送料はお客様負担とさせていただきます．その際は必ず小社へご連絡ください．

◎ご送本について

ご送本につきましては，ご注文がありましてから約 1 週間前後とみていただきたいと思います．お急ぎの方は，ご注文の際にその旨をご記入ください．至急送らせていただきます．2〜3 日でお手元に届くように手配いたします．

◎個人情報の利用目的

お客様から収集させていただいた個人情報，ご注文情報は本サービスを提供する目的(本の発送，ご注文内容の確認，問い合わせに対しての回答等)以外には利用することはございません．

その他，ご不明な点は小社までご連絡ください．

株式会社 全日本病院出版会　〒113-0033 東京都文京区本郷 3-16-4-7 F
電話 03(5689)5989　FAX03(5689)8030　郵便振替口座 00160-9-58753

FAX 専用注文書

ご購入される書籍・雑誌名に○印と冊数をご記入ください

○	書 籍 名	定価	冊数
	明日の足診療シリーズ I 足の変性疾患・後天性変形の診かた 新刊	¥9,350	
	運動器臨床解剖学—チーム秋田の「メゾ解剖学」基本講座—	¥5,940	
	ストレスチェック時代の睡眠・生活リズム改善実践マニュアル	¥3,630	
	超実践！がん患者に必要な口腔ケア	¥4,290	
	足関節ねんざ症候群—足くびのねんざを正しく理解する書—	¥5,500	
	読めばわかる！臨床不眠治療—睡眠専門医が伝授する不眠の知識—	¥3,300	
	骨折治療基本手技アトラス—押さえておきたい10のプロジェクト—	¥16,500	
	足育学　外来でみるフットケア・フットヘルスウェア	¥7,700	
	四季を楽しむビジュアル嚥下食レシピ	¥3,960	
	病院と在宅をつなぐ 脳神経内科の摂食嚥下障害—病態理解と専門職の視点—	¥4,950	
	カラーアトラス　爪の診療実践ガイド	¥7,920	
	睡眠からみた認知症診療ハンドブック—早期診断と多角的治療アプローチ—	¥3,850	
	肘実践講座　よくわかる野球肘　肘の内側部障害—病態と対応—	¥9,350	
	医療・看護・介護で役立つ嚥下治療エッセンスノート	¥3,630	
	こどものスポーツ外来—親もナットク！このケア・この説明—	¥7,040	
	野球ヒジ診療ハンドブック—肘の診断から治療，検診まで—	¥3,960	
	見逃さない！骨・軟部腫瘍外科画像アトラス	¥6,600	
	パフォーマンス UP！　運動連鎖から考える投球障害	¥4,290	
	医療・看護・介護のための睡眠検定ハンドブック	¥3,300	
	肘実践講座 よくわかる野球肘　離断性骨軟骨炎	¥8,250	
	これでわかる！スポーツ損傷超音波診断 肩・肘＋α	¥5,060	
	達人が教える外傷骨折治療	¥8,800	
	ここが聞きたい！スポーツ診療 Q & A	¥6,050	
	見開きナットク！フットケア実践 Q & A	¥6,050	
	高次脳機能を鍛える	¥3,080	
	最新　義肢装具ハンドブック	¥7,700	
	訪問で行う 摂食・嚥下リハビリテーションのチームアプローチ	¥4,180	

バックナンバー申込（※ 特集タイトルはバックナンバー 一覧をご参照ください）

✿メディカルリハビリテーション(No)

No＿＿＿＿　　No＿＿＿＿　　No＿＿＿＿　　No＿＿＿＿　　No＿＿＿＿
No＿＿＿＿　　No＿＿＿＿　　No＿＿＿＿　　No＿＿＿＿　　No＿＿＿＿

✿オルソペディクス(Vol/No)

Vol/No＿＿＿　　Vol/No＿＿＿　　Vol/No＿＿＿　　Vol/No＿＿＿　　Vol/No＿＿＿

年間定期購読申込

✿メディカルリハビリテーション　　　　　　　　No.　　　　　　　　から

✿オルソペディクス　　　　　　　　　Vol.　　　　No.　　　　から

TEL：	（　　　　）	FAX：	（　　　　）

ご 住 所	〒		
フリガナ			診療
お 名 前		要捺印	科目

FAX 03-5689-8030 全日本病院出版会行

年　　　月　　　日

住 所 変 更 届 け

お 名 前	フリガナ	
お客様番号		毎回お送りしています封筒のお名前の右上に印字されております8ケタの番号をご記入下さい。
新お届け先	〒　　　　都道 　　　　　府県	
新電話番号	（　　　　　）	
変更日付	年　　月　　日より	月号より
旧お届け先	〒	

※ 年間購読を注文されております雑誌・書籍名に✓を付けて下さい。

- ☐ Monthly Book Orthopaedics（月刊誌）
- ☐ Monthly Book Derma.（月刊誌）
- ☐ 整形外科最小侵襲手術ジャーナル（季刊誌）
- ☐ Monthly Book Medical Rehabilitation（月刊誌）
- ☐ Monthly Book ENTONI（月刊誌）
- ☐ PEPARS（月刊誌）
- ☐ Monthly Book OCULISTA（月刊誌）

FAX 03-5689-8030

全日本病院出版会行

Monthly Book Medical Rehabilitation

バックナンバー在庫　　　　　　　　　　　　2021.3.現在

編集主幹：宮野佐年　医療法人財団健貢会総合東京病院
　　　　　　　　　　 リハビリテーション科センター長
　　　　　水間正澄　医療法人社団輝生会理事長
　　　　　　　　　　 昭和大学名誉教授

No.260　編集企画：
豊田章宏　中国労災病院治療就労両立支援センター
　　　　　所長

Monthly Book Medical Rehabilitation　No.260

2021 年 4 月 15 日発行　（毎月 1 回 15 日発行）
　　　定価は表紙に表示してあります.
　　　　　Printed in Japan

発行者　　末　定　広　光
発行所　　株式会社　**全日本病院出版会**
　〒 113-0033 東京都文京区本郷 3 丁目 16 番 4 号 7 階
　　　　電話（03）5689-5989　Fax（03）5689-8030
　　　　郵便振替口座 00160-9-58753

印刷・製本　三報社印刷株式会社　　　電話（03）3637-0005
広告取扱店　㈱日本医学広告社　　　　電話（03）5226-2791